现代医院
管理规范与档案管理

主编　范文超　杨海平　燕　楠　马　昕　孙海强

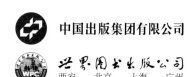

中国出版集团有限公司

世界图书出版公司

西安　北京　上海　广州

图书在版编目（CIP）数据

现代医院管理规范与档案管理/范文超等主编.—
西安：世界图书出版西安有限公司，2023.9
ISBN 978-7-5232-0825-0

Ⅰ.①现… Ⅱ.①范… Ⅲ.①医院－管理规范②医院
－档案管理 Ⅳ.①R197.32-65②G275.9

中国国家版本馆CIP数据核字（2023）第176164号

书　　名　**现代医院管理规范与档案管理**
　　　　　XIANDAI YIYUAN GUANLI GUIFAN YU DANG'AN GUANLI
主　　编　范文超　杨海平　燕　楠　马　昕　孙海强
责任编辑　胡玉平
装帧设计　济南睿诚文化发展有限公司
出版发行　**世界图书出版西安有限公司**
地　　址　西安市雁塔区曲江新区汇新路355号
邮　　编　710061
电　　话　029-87214941　029-87233647（市场营销部）
　　　　　029-87234767（总编室）
经　　销　全国各地新华书店
印　　刷　山东麦德森文化传媒有限公司
开　　本　710mm×1000mm　1/16
印　　张　11
字　　数　215千字
版次印次　2023年9月第1版　2023年9月第1次印刷
国际书号　ISBN 978-7-5232-0825-0
定　　价　128.00元

前言
foreword

　　医院管理是指在一定的环境或条件下，运用一定的管理职能和手段，通过有效地分配组织资源，包括人、财、物、信息，对医院的运作过程进行指挥和控制，为达到医院计划的目标所实施的过程。医院管理学作为管理学的一个分支学科，已经发展得较为完备并形成了一种比较完善的学科体系，其研究的内容也随着该学科的发展与时俱进。良好的管理可以通过各种规章制度，有效地协调医院内部的各种关系，使医院运作效率最大化，让医院始终处于一种良性循环之中。

　　随着社会经济的发展和人民群众对医疗服务需求和期望的提高，医院的功能与任务随之发生了较大的变化，并由此带来了医院管理理论和方法的创新与变革。医院管理者必须关注医院管理的发展趋势与公立医院的改革方向，主动调整医院的经营理念和发展战略，完善医院内部管理，以适应社会经济发展的需要、人民群众对医疗服务的需求以及政府对医疗服务宏观调控的要求。

　　本书编写的宗旨是系统介绍近年来我国医院管理实践中应用广泛或正在逐步引入的医院管理理论与方法，重点包括管理学与医院管理学、医院人力资源的分级分类管理、医院人力资源培训与开发、人事档案管理、病案基础管理、住院病案管理相关内容。本书编写力求将理论与实践相结合，以适应我国卫生管理专业的学员、医院管理者、卫生行政管理者和医院管理教学与研究者的学习和运用需求。

在编写过程中，由于作者较多，写作方式和文笔风格不一，再加上时间有限，难免存在疏漏和不足之处，望广大读者提出宝贵的意见和建议，以便再版时修订。

《现代医院管理规范与档案管理》编委会

2023 年 1 月

目录
contents

第一章

管理学与医院管理学

第一节 管理学概述

一、管理的概念

管理是人类社会活动的重要组成部分之一,是一切有组织的社会劳动必不可少的活动过程。解决有限资源与相互竞争的多种目标之间的矛盾是管理的基本任务,如何将有限的资源在相互竞争的多种目标之间合理分配,如何有效组织、控制和协调资源,如何领导和激励生产实践活动中最重要的人力资源,这些都是管理者面对的重要问题。

(一)管理的概念

从字面上讲,管理就是管辖和处理的意思。管理作为一个科学概念,到目前为止还没有一个统一的为大多数人所接受的定义。国内外专家学者由于研究管理时的出发点不同,他们对管理所下的定义也就不同,但都从某个侧面反映了管理的不同内涵。强调工作任务的人认为,管理是由一个或多个人来协调其他人的活动,以便收到个人单独活动所不能收到的效果。强调管理者个人领导艺术的人认为,管理就是领导,基于组织中的一切有目的的活动都是在不同层次的领导者的领导下进行的,组织活动是否有效,取决于这些领导者个人领导活动的有效性。强调决策作用的人认为,管理就是决策。

还有许多专家学者对管理下了很多定义,如哈罗德·孔茨在其《管理学》一书中指出,管理就是设计和保持一种良好环境,使人在群体里高效率地完成既定目标;斯蒂芬·P.罗宾斯认为,管理是指同别人一起,或通过别人使活动完成得更有效的过程;丹尼尔·A.雷恩认为,管理是指管理者为有效地达到组织目标,对组织资源和组织活动有意识、有组织、不断地进行的协调活动。

管理要解决的本质问题是有限资源与组织目标之间的矛盾。管理通常是指在特定环境下,通过计划、组织、控制、激励和领导等活动,协调人力、物力、财力和信息等资源,以期更好地实现组织目标的过程。这包含以下四层含义:管理采取的措施是计划、组织、控制、激励和领导这五项基本活动,又称之为管理的五大基本职能;通过五项基本活动,对人、财、物、信息、时间等组织资源进行有效的协调与整合;管理作为一种有目的的活动,必须为有效实现组织目标服务,以使整个组织活动更加富有成效,这也是管理活动的根本目的;管理活动是在一定的环境中进行的,环境既给管理创造了一定的条件和机会,同时也对管理形成一定的约束和威胁,有效的管理必须充分考虑组织内外的特定条件。

(二)管理的基本特征

管理具有必然性。管理是共同劳动的产物,在社会化大生产条件下得到强化和发展,广泛适用于社会的一切领域,已成为现代社会极为重要的社会功能。随着生产力的发展和人类社会的进步,资源与目标之间的矛盾越来越复杂,管理的重要性也更加突出,管理越来越成为经济社会发展的关键因素。当今世界,各国经济社会发展水平的高低很大程度上取决于其管理水平的高低。

管理具有两重性。一种是与生产力相联系的管理的自然属性,另一种是与生产关系相联系的管理的社会属性。管理的自然属性是指通过组织生产力、协作劳动,使生产过程联系为一个统一整体所必需的活动,并取决于生产力发展水平和劳动社会化程度。同时管理又是管理者维护和巩固生产关系,实现特定生产或业务活动目的的一种职能,这是管理的社会属性,取决于社会关系的性质和社会制度。

管理具有不确定性。影响管理效果的因素往往很多,而许多因素是无法完全预知的。其中最难以精确把握的就是人的因素,包括人的思想、个性和人际关系等,都是管理的主要对象,但同时又都是不确定和模糊的。所以类似这种无法预知的因素造成管理结果的不确定性。

管理具有系统性。组织作为一个整体是由各要素的有机结合而构成的。在进行管理时,经常需要考虑各要素之间的关系,以及单个要素变化对其他要素和整个组织的影响,以全局和联系的方式来思考和解决问题。

管理既是科学又是艺术。管理是一门科学,它具有科学的特点,即客观性、实践性、理论系统性、真理性和发展性,管理的科学性在于其强调客观规律,研究对象和管理规律均客观存在。管理也是一门艺术,能够像艺术一样,熟练地运用知识并且通过巧妙的技能来达到某种效果,具有实践、创新、原则性和灵活性等特点,符合艺术的特点。

二、管理学理论

管理的观念与实践已经存在了数千年,但管理形成一门学科才有一百多年的历史,以 19 世纪末 20 世纪初泰勒的科学管理理论的产生为标志,可简单划分为古典管理理论、中期管理理论和现代管理理论等阶段。

(一)古典管理理论

自从有了人类历史就有了管理,管理思想是随着生产力的发展而发展起来的。在古典管理理论出现之前,管理者完全凭自己的经验进行管理,没有管理规范与系统制度,被称为经验管理或传统管理。在19世纪末至 20 世纪初,随着生产力的发展,管理理论开始创立与发展,以泰勒的科学管理和法约尔的一般管理为代表。

科学管理理论。其创始人泰勒 1856 年出生在美国费城一个富裕家庭,主要代表著作有 1895 年的《计件工资制》、1903 年的《车间管理》和 1911 年的《科学管理原理》。《科学管理原理》奠定了科学管理理论的基础,标志着科学管理思想的正式形成,泰勒也因此被西方管理学界称为"科学管理之父"。泰勒的主要思想和贡献是:管理的中心问题是提高劳动生产率,工时研究与劳动方法的标准化,科学的挑选与培训工人,实行差别计件工资制,管理职能与作业职能分离,强调科学管理的核心是"一场彻底的心理革命"。

一般管理理论。在以泰勒为代表的一些人在美国倡导科学管理的时候,欧洲也出现了一些古典的管理理论及其代表人物,其中影响最大的要数法约尔及其一般管理理论。法约尔将企业的全部活动概括为六种:技术性工作,商业性工作,财务性工作,会计性工作,安全性工作,管理性工作。法约尔在 1916 年出版了《工业管理与一般管理》一书,提出了一般管理理论。法约尔的主要管理思想与贡献:对企业经营活动的概括,最早提出管理的职能,系统地总结管理的一般原则,对等级制度与沟通的研究,重视管理者的素质与训练。

(二)中期管理理论

人际关系理论。尽管泰勒的科学管理理论与法约尔的一般管理理论在 20 世纪初对提高企业的劳动生产率产生了很大作用,但是仅通过此种理论和方法解决提高生产率的问题是有难度的。一个以专门研究人的因素来达到调动人的积极性的学派——人际关系学派应运而生,为以后的行为科学学派奠定了基础,也是由科学管理过渡到现代管理的跳板。该学派的代表人物是美国哈佛大学的心理学教授梅奥,代表作为《工业文明的人类问题》。人际关系理论是从著名的霍桑试验开始的,试验结果表明,生产率提高的原因不在于工作条件的变化,而在于人的因素;生产不仅受物理、生理因素的影响,更受社会环境、社会心理因素的影响。梅奥认为企业中的人首先是"社会人",即人是社会动物,而不是早期科学管理理论所描述的"经济人";生产效率主要取决于职工的工作态度和人们的相互关系;重视"非正式组织"的存在与作用。

系统组织理论。巴纳德1886年出生,1906年进入哈佛大学经济系学习,是对中期管理思想有卓越贡献的学者之一,是社会系统学派的创始人。该理论认为,社会的各个组织都是一个合作的系统,都是社会这个大协作系统的某个部分或方面;组织不论大小,其存在和发展都必须具备3个条件:即明确的目标、协作的意愿和良好的沟通;同时必须符合组织效力和组织效率这两个基本原则,所谓组织效力是指组织实现其目标的能力或实现目标的程度,所谓组织效率是指组织在实现其目标的过程中满足其成员个人目标的能力或程度。

(三)现代管理理论

现代管理理论产生与发展的时期为20世纪40年代末至70年代,这是管理思想最活跃、管理理论发展最快的时期,也是管理理论步入成熟的时期。第二次世界大战以后,世界政治趋于稳定,生产社会化程度的日益提高,现代科学技术日新月异的发展,人们对管理理论普遍重视,出现许多新的管理理论和学说,并形成众多学派,称为"管理理论丛林",其代表性学派如下。

1.管理过程学派

管理过程学派以亨利、厄威克、古利克、孔茨、奥唐奈等为代表,该学派认为,无论是什么性质的组织,管理人员的职能是共同的。法约尔认为管理有五种职能,包括计划、组织、人员配备、指挥和控制,它们构成一个完整的管理过程。管理职能具有普遍性,即各级管理人员都执行着管理职能,但侧重点不同。

2.行为科学学派

行为科学学派是在人际关系理论的基础上发展起来的,代表人物和代表作有马斯洛及《激励与个人》、赫兹伯格及《工作的推动力》、麦格雷戈及《企业的人性方面》。该学派认为管理是经由他人达到组织目标,管理中最重要的因素是对人的管理,所以要研究如何调动人的积极性,并创造一种能使下级充分发挥力量的工作环境,在此基础上指导他们的工作。

3.决策理论学派

从社会系统学派发展而来,主要代表人物是曾获诺贝尔经济学奖的赫伯特·西蒙,其代表作为《管理决策新科学》。该学派认为,管理就是决策。管理活动全部过程都是决策的过程,管理是以决策为特征的;决策是管理人员的主要任务,管理人员应该集中研究决策问题。

除上述代表性学派外,现代管理科学理论还包括伯法的数理学派、伍德沃德的权变理论学派、德鲁克和戴尔的经验主义学派、卡斯特和卢森特的系统管理学派等。20 世纪 80 年代后,随着社会经济的迅速发展,特别是信息技术的发展与知识经济的出现,世界形势发生了极为深刻的变化。面对信息化、全球化、经济一体化等新的形势,管理出现了一些全新的发展,这些理论代表了管理理论的新趋势,包括有企业文化、战略管理思想、企业流程再造、学习型组织和虚拟企业等。同时,现代管理也出现了战略化、信息化、人性化和弹性化等趋势。

第二节　医院管理学概述

一、医院管理及医院管理学的概念

(一)医院管理的概念

医院管理是指根据医院的环境和特点,运用现代管理理论和方法,通过计划、组织、控制、激励和领导等活动,使医院的人力、物力、财力、信息、时间等资源得到有效配置,以期更好地实现医院整体目标的过程。医院管理活动的目的是要在有限的医疗卫生资源条件下,以充分实现医院的最佳社会效益和经济效益,发挥医院的整体效能并创造出最大的健康效益。医院管理的主要任务是认真贯彻执行国家的卫生方针政策,增进医院发展活力,充分调动医院及医务人员的积极性,不断提高医院服务质量和效率,更好地为人民健康服务,为构建社会主义和谐社会服务。

(二)医院管理学的概念

医院管理学是运用现代管理科学的理论和方法,研究并阐明医院管理活动的规律及其影响因素的应用学科。医院管理学是管理学的一个分支和理论性、实践性、综合性较强的学科,既与医学科学相联系,又与其他社会科学及自然科学紧密相连,是医学和社会科学的交叉学科。医院管理学与管理学、组织行为学、社会学、公共政策学、经济学、卫生事业管理学、卫生经济学、卫生法学、卫生统计学、流行病学等许多学科有着十分密切的关系。

二、医院管理研究的主要任务与研究对象

(一)医院管理研究的主要任务

医院管理研究的目的是发现医院管理活动的客观规律,完善和发展医院管理科学理论,指导医院管理活动实践。医院管理研究的主要任务是研究医院系统的管理现象和运行规律,医院系统在社会系统中的地位、功能和制约条件,医院管理体制,监督、补偿、治理和运行等机制,医院内部组织领导、经营管理、质量控制和资金、人力、物流、信息等要素的组织协调等。

医院管理研究是卫生政策与管理研究的重要领域,是研究医院管理现象及其发展规律的科学,综合运用政策学、经济学、管理学的原理和方法,研究影响医院发展的宏观管理体制、运行机制和提高医院内部管理水平、运营效率的理论和方法,其目的是要促进医院实现组织目标、提高医院工作效率和效果。

(二)医院管理学的研究对象

医院管理学的研究对象主要是医院涉及的要素、医院系统及各子系统的管理现象和规律,系统之间的关系、定位、作用和制约机制,医院运行的过程及影响其运行的内外环境,同时也要研究医院系统在社会大系统中的地位、作用和制约条件。

三、医院管理学的研究内容和学科体系

(一)医院管理学的研究内容

医院管理学的研究内容主要包括,医院管理的基本理论和方法,与医院管理紧密相关的卫生发展战略与卫生政策、卫生服务体系、卫生资源及筹资体系等卫生管理内容,医院人力资源管理、质量管理、信息管理、财务管理、经营管理、后勤保障管理、绩效管理等内部运行管理内容。

也有将医院管理研究分为理论研究、宏观政策研究、服务体系研究、微观运行管理研究等内容。理论研究包括医院管理思想、管理原则、医院管理研究方法论、研究对象、学科体系、医院管理职能等。宏观政策研究包括运用系统论思想,研究医院在卫生体系中的地位、作用及运行规律,管理体制、运行机制、监管机

制,以探索医院整体发展思路和战略目标等宏观战略研究;法律法规、政策、税收、支付等政策环境,群众卫生服务需要、需求等社会环境,经济环境,竞争环境等环境研究。服务体系研究包括医疗服务体系、区域医疗规划及资源配置、城乡医疗服务网、医院分级管理等。微观运行管理研究主要包括,运用管理学基本理论,研究医院管理的各个环节,领导,计划,决策,控制,效率(人员、设备的利用),医院业务流程管理等;组织人事管理,经营管理,质量管理,财务管理,信息管理,后勤管理等。

(二)医院管理学的学科体系

医院管理学的研究内容非常广泛,有必要对其学科体系进行划分,明确该学科的研究对象、研究范畴及其之间的有机联系,促进医院管理学的学科建设和发展。关于医院管理学的学科体系目前国内外还没有形成完全一致的看法,有以医院科室和部门设置为基础进行分类的,如医疗科室管理、医技科室管理、护理管理、病案管理等;也有划分为业务管理、行政管理、经济管理等;这些分类方法概念不够清晰,难以形成理论体系。为了突出医院管理的理论性、整体性、层次性、实践性及实用性等特点,多数医院管理研究者将其分为综合理论和应用管理两大部分。

1.综合理论部分

综合理论部分也称之为医院管理学总论,主要研究医院管理的基本原理与医院概论等基本理论问题,包括医院管理学的概念、研究对象、学科体系与发展,医院管理职能和方法、医院管理的政策等。

医院概论主要从社会角度来研究医院这个特定系统的一般规律,主要包括医院的发展历史、定义和类型、性质、地位、工作特点、任务和功能、医院管理的方针政策、医院发展趋势、医疗法规等。

此外,还要研究医院体系的管理,包括医院管理体制、治理机制、补偿机制、运行机制和监管机制,医院服务体系的布局与发展规划、医院资源的筹集与使用(如医疗保障制度、医院支付方式改革等)、城乡医疗服务网建设和医院之间协作等。

2.应用管理部分

应用管理部分也可以称为医院管理学各论,主要研究医院管理这个系统中既相互联系又有区别的各个要素及其之间的关系等。这些要素管理主要有组织及人力资源管理、质量管理(医疗管理、技术管理、质量改进、安全管理)、信息管理、财务与经营管理(即经济管理)、科教管理、后勤管理(包括物资设备、后勤保障)等。由这些要素形成各个专业的管理,有些专业管理又可以分为若干子系统。

(1)组织管理:为了实现医院目标,将医院的人员群体按照一定的功能分工划分成相应的组织机构并有机结合,使其按一定的方式与规则进行活动的集合体。医院组织机构设置是医院进行各项活动的基本条件,医院组织管理也是整个医院管理的基础。

(2)人力资源管理:人力资源是任何组织中的第一资源,在医院中则更为重要。医院人力资源管理包括人员的录用、培养、使用等相关的体制和激励约束机制、人员的编配、职权的划分、医德医风建设等。

(3)质量管理:对医院活动全过程进行组织、计划、协调和控制,从而提高技术水平、医疗质量和技术经济效果,包括医疗服务的及时性、有效性、安全性,患者的满意度,医疗工作效率,医疗技术经济效果等内容,可以具体划分为医疗管理、技术管理、质量改进和安全管理。

(4)信息管理:信息处理、信息系统的建立和情报资料的管理,例如,医院统计、病案管理、资料管理等。它作为一项专业管理,贯穿在各项专业及其相互联系中。

(5)财务管理:进行经济核算和成本核算,降低医疗成本,避免浪费。管好用好资金,合理地组织收入和支出,以较少的财力和物力发挥较大的医疗技术经济效果,保证医疗业务的开展及发展业务的需要。

(6)经营管理:从医院经济实体性的角度,将医院经济活动与医疗服务活动相结合,社会效益与经济效益相统一基础上的经济管理过程。医院经营主业是医疗业务,同时有科研、教学、预防保健服务、医药器材物品生产与加工,以及其他生产经营活动。

(7)科教管理:将现代管理学原理、方法应用于医院的科技活动及教学中,调动临床科技人员和医院有关部门的积极性,实现在科技活动中各要素的最佳组合并发挥最大效能。内容包括医院科研规划及实施管理、科研制度管理、科研人才管理、科研经费管理、临床医学教育管理、住院医师规范化培训、继续医学教育管理等。

(8)后勤管理:围绕医院的中心任务,对医院的能源供给、环境卫生、保养维修、车辆调度、生活服务、药品器材、医疗设备等进行计划、组织、协调和控制,以保障医院工作的顺利进行,可以划分为总务保障管理、物资管理和设备管理。

医院管理系统各部分可以有各自的目标,但医院作为一个整体系统则有一个总的目标,医院各个子系统的运行和各项专业的管理都必须围绕医院总体目标的实现而进行。医院各项专业管理各有特点,但又密切联系,在实际管理工作中相互交叉、难以分割。不同历史时期,医院管理学研究的内容也各有侧重。在新的形势下,"以人为本"的服务观与"以患者为中心"的医疗观已成为医院管理研究的主旋律。如何完善医疗服务体系,改革医院管理体制和治理、运行、补偿和监管机制,转变医院发展模式,加强医院内部管理,减轻患者负担等已经成为当前医院管理研究的重要内容。而关于医院质量管理、医院经营管理、医学科技与教育、职业道德建设、医院管理理论等的研究,则是医院管理学研究的长久课题。

四、医院管理学的研究方法

目前我国医院管理正处于从经验管理向科学管理的转变之中,医院管理实践中产生许多新的问题,迫切需要从医院管理学学科发展的角度进一步研究,这就必然需要了解医院管理学的一般研究方法,属于方法论中一般科学方法论和具体科学方法论的范畴。医院管理学是一门交叉学科,其研究方法多为借鉴管理学、社会学、经济学和医学等学科的理论和方法,结合医院管理的特点和规律,研究解决医院管理中的问题。主要方法可以分为定性研究和定量研究。

(一)定性研究方法

定性研究方法是社会学常用的一种探索性研究方法,多运用在关于事物性质的研究。通常是根据研究者的认识和经验确定研究对象是否具有某种性质或某一现象变化的过程及原因。定性研究方法主要是通过特定的技术或方式获得人们的一些主观性信息,对特定问题的研究具有相当深度,通常是定量研究的先前步骤。常用的定性研究方法如下。

1.观察法

观察法是社会学研究的最基本方法之一,它不同于日常生活中的一般观察,而是一种有意识的系统行为。定性观察法是指在自然状态下对研究对象的行为和谈话进行系统、详细的观察,并记录其一言一行。

2.访谈法

访谈法是指研究者在一定的规则下,按照事先确定的目的和内容,面对面地询问被访者并通过与其交谈获取有关信息的方法。可以分为非结构式访谈、半结构式访谈和结构式访谈,通常与观察法结合使用。

3.专题小组讨论法

专题小组讨论法也称焦点小组讨论法,是由一个经过训练的主持人以一种无结构的自然形式召集一小组同类人员（通常不超过 12 人），对某一研究专题在主持人协调下展开讨论，从而获得对讨论问题的深入了解的一种定性研究方法。该方法常用于收集目标人群中较深层次的信息，定性了解人们对某问题的看法和建议等。经常作为定量调查的补充。

4.选题小组讨论法

选题小组讨论法是一种程序化的小组讨论过程，召集 6～10 人来讨论某个特定问题的有关方面及原因，并对其进行收集判断，以确定优先方案，该方法既提供了表达个性和权威的机会，也照顾到了大多数人的意见，常用于社会需求评估。

5.文献分析方法

文献分析方法是通过查阅有关文献资料或记录，在较短时间内尽快了解某个研究问题相关情况的一种方法，是开展各种研究通常必不可少的一种重要方法。

6.德尔菲法

德尔菲法是一种预测和决策的方法，通过匿名方式，让专家独立地针对一个问题进行思考，并采用信函方式与研究者建立信息联系。研究者对信函信息汇总整理并将主要结果反馈给各位专家，供专家再次分析判断，反复多次后，专家意见趋于一致。该方法通常用于预测领域，也可广泛应用于各种评价指标体系的建立和具体指标的确定过程。

7.新发展的研究方法

新发展的研究方法主要有头脑风暴法、SWOT 分析法、利益相关者分析法、情景分析法等。

(二)定量研究方法

定量研究方法是指运用概率论及统计学原理对社会现象的数量特征、数量关系及变化等方面的关系进行研究，并能用定量数据表示结论的一种研究方法。该方法使人们对社会现象的认识趋向精确化，与定性研究相结合以进一步准确把握事物发展的内在规律。

常用方法有系统分析法、预测分析法、投入产出分析法、统计分析法和层次分析法等。

第三节　医院管理学的方法论与基本原则

一、医院管理学的方法论

方法论是指认识世界和改造世界的一般方法,在不同层次上有哲学方法论、一般科学方法论、具体科学方法论之分。关于认识世界、改造世界、探索实现主观世界与客观世界相一致的最一般的方法理论是哲学方法论;研究各门学科,带有一定普遍意义,适用于许多有关领域的方法理论是一般科学方法论;研究某一具体学科,涉及某一具体领域的方法理论是具体科学方法论。三者是互相依存、互相影响、互相补充的对立统一关系。哲学方法论在一定意义上带有决定性作用,它是各门科学方法论的概括和总结,是最为普遍的方法论,对一般科学方法论和具体科学方法论有着指导意义。

每一门学科都有其方法论,也就是总的指导思想和原则。研究我国医院管理,其方法论应该包括,必须从我国的国情和医院发展的实际出发,掌握有关社会科学、现代管理科学和医学科学等知识,并以此为基础,运用一般科学研究的基本方法,如定性调查的方法、统计和实验等定量的方法、综合分析的方法等。同时要研究现代管理科学在医院管理中的应用,紧密结合国情和实际,借鉴国外一切先进的科学管理理论和经验。重视我国医院管理的实践经验,全面理解医院作为社会事业重要组成部分的性质,坚持社会效益第一的原则和促进人民健康的根本宗旨,合理运用医院管理的相关理论和方法。

二、医院管理学的基本原则

医院管理学作为一门科学,其发展既要遵循哲学层面的普遍客观规律、也要遵循管理科学的一般规律,还要紧密结合本学科领域的特点。医院管理学的发展应坚持以下原则。

(一)遵循医院管理客观规律

马克思主义认为,规律是事物、现象或过程之间的必然关系。规律具有本质性的内部联系,也是现象间的必然关系,是现象中的普遍东西。管理作为一门科学,存在不以人们意志为转移的客观规律。医院管理者的责任就是要正确认识并把握医院管理的客观规律,运用科学管理方法,使医院良好运行并实现其发展目标。切忌脱离客观实际、主观随意。

(二)坚持发展的观点

一切客观事物都处在不断运动、发展、变化之中,因此医院管理必须与不断发展变化着的客观实际相适应。医院管理的对象是发展、运动着的,新情况、新问题不断出现,发展观点强调管理上的动态性、灵活性和创造性。要始终坚持发展的观点,改革创新,切不可满足现状,墨守成规,停滞不前,思想僵化。

(三)坚持系统的观点

所谓系统,一般是指由相互作用和相互依赖的若干组成部分相结合而成为具有特定功能的有机整体,任何系统都不是孤立的,它总是处在各个层次的系统之中,它在内部和外部都要进行物质、能量、信息的交换。所谓系统的观点,就是把所研究的事物看作是一个系统。医院正是这样一个系统,因此研究医院管理必须坚持将医院作为一个整体系统加以研究。医院作为一个系统,由人员、设备、物资、经费、信息等要素组成,并按功能划分为若干子系统及更小的子系统,形成层次结构。

(四)坚持"以人为本"的理念

人是一个系统中最主要、最活跃的要素,也是一切活动的最重要资源。重视人的因素,调动人的积极性,已成为现代管理的一条重要观点。传统管理以管理事务为主体,现代管理则发展到以人为主体的管理,即只有充分调动人的积极性、主动性、创造性,才能实现管理的目标。在医院系统中,服务提供者是医院员工,服务对象是病患中的人,这就要求在医院管理中既要充分调动医院员工的积极性、主动性和创造性,又要切实尊重患者,服务患者,真正做到"以人为本"。

(五)遵循医疗行业特点

医疗行业作为一个服务行业,有其显著特点。医院是一个劳动、知识和资金密集型兼有的组织,对生产诸要素中劳动力素质的依赖更为明显;医疗服务具有明确的区域性、连续性、协调性和可记性等特点,且调节供需矛盾的方法少、效果差、难度大和周期长;医疗服务的产出直接依赖消费者的协作,医疗服务消费者严重依赖提供者;由于医疗服务的需求弹性较小,医疗服务的价格和服务的效用、意愿之间的关系并不紧密。医院提供的服务是直接面对消费者的即时性供给,具有明显的不确定性、专业性、垄断性和不可替代性,同时责任重大、客观上要求无误和完整,还有部分福利性的特点。医疗服务的需求者具有明确的目的性,即以较少的花费治愈疾病;但其寻求服务的过程则是盲目的、被动的和不确定的;同时医疗服务要求公益性和公平性,往往表现为第三方付费。

医疗服务具有其他服务性行业难以比拟的复杂性,医院管理者要认真研究。

(六)坚持一切从实际出发

医院管理研究在我国还是一门新兴学科,其理论体系、研究方法还很不完善,大多是直接学习和借鉴其他一些学科的理论和方法,尚未形成独立的学科体系。在这样一个阶段,我们必须加强医院管理理论的研究,同时又要认真总结我国医院改革发展的经验和教训,紧密结合医药卫生体制改革的实际,坚持理论研究与医院实践相结合。在研究方法上,要坚持定性与定量研究相结合,针对研究问题,采取适宜研究方法。在推进医院改革发展中,要坚持借鉴国际经验与开拓创新相结合,既要从中国国情出发、坚持走中国特色的创新之路,又要学习借鉴国际的先进经验,同时避免其已走过的弯路。

第四节 医院管理的职能

所谓职能是指人、机构或事物应有的作用。管理职能是管理系统功能的体现,是管理系统运行过程的表现形式。管理者的管理行为,主要表现为管理职能,每个管理者工作时都在执行这些职能中的一个或几个。医院管理的职能主要是管理职能在医院工作实践中的运用,通常包括计划职能、组织职能、控制与协调职能、激励职能、领导职能等。现结合医院管理的具体内容,逐一做出说明。

一、计划职能

计划是管理的首要职能。计划是对未来方案的一种说明,包括目标、实现目标的方法与途径、实现目标的时间、由谁完成目标等内容,是管理工作中必不可少的重要内容。计划贯穿于整个管理工作中,具有如下特点:目的性,即计划工作为目标服务;第一性,管理过程中的其他职能都只有在计划工作确定了目标后才能进行;普遍性,计划工作在各级管理人员的工作中是普遍存在的;效率性,计划要讲究经济效益;重要性,计划是管理者指挥的依据,进行控制的基础。

计划工作也是医院管理的首要职能,主要包括确定医院目标、实现目标的途径和方法等,而目标又可分为医院的整体目标和部门的分目标。按照计划所涉及的时间分类,可以分为长期计划、中期计划和短期计划。长期计划是战略性计划,它规定医院在较长时期的目标,是对医院发展具有长期指导意义的计划;短期计划通常是指年度计划,它是根据中长期计划规定的目标和当前的实际情况,对计划年度的各项活动所做出的总体安排。中期计划介于长期计划和短期计划之间,是指今后一段时间内,医院的发展步调、重点任务等。

按照计划内容来分,可分为整体计划和部门计划。整体计划是对整个医院都具有指导意义的计划,如医院总体发展规划。部门计划是医院科室和部门的工作计划,如医疗计划、药品计划、财务计划、人员调配计划、物资供应计划、设备购置计划、基建维修计划等。

计划工作是一种特定的管理行为,是医院各级管理者所要完成的一项劳动,是一种预测未来、设计目标、决定政策、选择方案的连续程序。所以在制订计划和目标时,要进行调查研究和预测,并在此分析比较的基础上,做出最优的选择。

二、组织职能

组织是为达到某些特定目标,经由分工和合作及不同层次的权利和责任制度而构成的人的集合。实现计划目标,要建立有效的、连续性的工作系统。这个系统包括体制、机构的建立和设置,工作人员的选择和配备,规定职务、权限和责任,建立工作制度和规范,同时建立有效的指挥系统,使单位的工作有机地组织起来,协调地发展。组织有以下基本含义:目标是组织存在的前提,组织是实现目标的工具,分工合作是组织运转并发挥效率的基本手段,组织必须具有不同层次的权利和责任制度,组织这一工作系统必须是协调的。

医院组织是指为了实现医院目标,以一定的机构形式,将编制的人员群体进行有机的组合,并按一定的方式与规则进行活动的集合体。医院组织是组成医院的基本机构,是医院进行各项活动的基本条件,也是整个医院管理的基础。医院组织设置的原则主要考虑以下几点:管理宽度原则,一个领导者有效指挥下属的人数是有限的;统一指挥原则,一个人只能接受一个上级的命令和指挥;责权一致原则,赋予责任的同时,必须赋予相应的权力;分工协作的原则,按照不同专业和性质进行合理分工,各部门也要协调和配合;机构精简原则,保证机构正常运转情况下配置少而精的管理人员。

医院组织机构的设置,要从医院的工作性质和任务规模出发,适应自身的职能需要。组织工作就是为了实现医院的共同目标,需要建立有效的、连续性的工作系统,而建立这个系统所采取的行动过程。医院组织工作的一般程序为确定医院目标、设置组织结构、合理配置资源、授予相应权责利、协调沟通各方关系等。

三、控制与协调职能

控制是指组织在动态变化过程中,为确保实现既定的目标,而进行的检查、监督、纠偏等管理活动。控制就是检查工作是否按既定的计划、标准和方法进行,若有偏差要分析原因,发出指示,并做出改进,以确保组织目标的实现。它既是一次管理循环过程的重点,又是新一轮管理循环活动的起点。按照控制活动的性质分,可分为预防性控制、更正性控制;按照控制点的位置分,可以分为预先控制、过程控制、事后控制;按照信息的性质分,可以分为反馈控制、前馈控制;按照采用的手段分,可以分为直接控制、间接控制。

医院不论是惯性运作还是各项工作计划的执行,都必须在有控制的条件下进行。医院内的控制通常可以分为三种,一是事前控制,又称前馈控制,是指通过情况观察、规律掌握、信息收集整理、趋势预测等活动,正确预计未来可能出现的问题,在其发生之前采取措施进行防范,将可能发生的偏差消除在萌芽状态,如制定实施各种规章制度,开展医疗安全、药品安全、预防医院感染等活动。二是过程控制,又称事中控制,是指在某项经济活动或者工作过程中,管理者在现场对正在进行的活动或者行为给予指导、监督,以保证活动和行为按照规定的程序和要求进行,如诊疗过程、护理过程等。三是事后控制,又称后馈控制,是指将实行计划的结果与预定计划目标相比较,找出偏差,并分析产生偏差的原因,采取纠正措施,以保证下一周期管理活动的良性循环,如医疗事故处理等。

医院进行控制的方式主要有利用医院信息系统,进行各类绩效考核等。控制是一种有目的的主动行为。医院的各级管理人员都有控制的职责,不仅对自己的工作负责,而且必须对医院整体计划和目标的实现负责。控制工作离不了信息的反馈,在现代化医院中建立医院信息系统将会成为管理者进行控制工作,保证管理工作沿着医院的目标前进的一种重要手段。

协调就是使组织的一切工作都能和谐地配合,并有利于组织取得成功。协调就是正确处理组织内外各种关系,为组织正常运转创造良好的条件和环境,促进组织目标的实现。包括组织内部的协调、组织与外部环境的协调、对冲突的协调等。协调也可以说是实现控制的一种重要手段,与控制相比有更好的管理弹性。

四、激励职能

激励是指人类活动的一种内心状态,它是具有加强和激发动机,推动并引导行为使之朝向预定目标的作用。激励有助于激发和调动职工的积极性,这种状态可以促使职工的智力和体力能量充分地释放出来,产生一系列积极的行为;有助于将职工的个人目标与组织目标统一起来,使职工把个人目标统一于组织的整体目标,激发职工为完成工作任务作出贡献,从而促使个人目标与组织目标的共同实现;有助于增强组织的凝聚力,促进内部各组成部分的协调统一。

医院管理者要对职工进行培训和教育,充分激励职工的积极性、创造性,不断提高业务水平,更好地实现目标。正确的激励应遵循以下原则:目标结合的原则,将医院组织目标与个人目标较好的结合,使个人目标的实现离不开实现组织目标所做的努力;物质激励与精神激励相结合的原则,既要做好工资、奖金等基本物质保障的外在激励,也要做好满足职工自尊心和自我实现的内在发展激励;正负激励相结合的原则,即运用好奖励和惩罚两种手段进行激励约束。

目前医院激励职工的手段与方法包括:①物质激励。在物质激励中,突出的是职工的工资和奖金,通过金钱的激励作用满足职工的最基本需要。②职工参与管理:参与管理是指在不同程度上让职工和下级参与组织决策和各级管理工作的研究和讨论,能使职工体验到自己的利益同组织利益密切相关而产生责任感。职工代表大会是目前医院职工参与管理的主要形式之一。③工作成就感:使工作具有挑战性和富有意义,满足职工成就感的内在需求,也是激励的一种有效方法。④医院文化建设:通过建设富有特色的医院文化,增强职工的凝聚力和归属感,从精神上激励职工产生自尊和责任感。

五、领导职能

领导是在一定的社会组织或群体内,为实现组织预定目标,领导者运用法定权力和自身影响力影响被领导者的行为,并将其导向组织目标的过程。领导的基本职责,是为一定的社会组织或团体确立目标、制定战略、进行决策、编制规划和组织实施等。

领导职能是领导者依据客观需要开展一切必要的领导活动的职责和功能,医院领导的基本职能包括规划、决策、组织、协调和控制等。有效的领导工作对于确保医院高效运行并实现其目标至关重要。在医院经营管理活动的各个方面都贯穿着一系列的领导和决策活动。例如,办院方针、工作规划、质量控制、人事安排、干部培训、财务预算、设备更新等都要做出合理的决定。从我国医院管理现状来看,领导者在现代医院管理中的作用越来越大,地位也越来越重要。领导的本质是妥善处理好各种人际关系,其目的是形成以主要领导者为核心、团结一致为实现医院发展目标而共同奋斗的一股合力。

我国医院的领导体制也在不断变化之中。自1991年以来,我国公立医院的领导体制多实行院长负责制,也有少部分为党委领导下的院长负责制;而在一些股份制医院、民营医院、合资医院则有不少实行的是董事会领导下的院长负责制。院长负责制是目前我国医院领导体制的主体形式,在该体制下医院院长对医院行政、业务工作全权负责,党委行使保证监督的职能,职工通过职工代表大会参与医院的民主管理与民主监督。公立医院院长受政府或其下属机构委托全权管理医院,对行政、业务工作全面负责,统一领导。当前,新一轮的医药卫生体制改革正在全面深化的过程中,我国医院的领导和管理体制也必将会随之发生相应的改变。

第五节　医院的产生和发展

医院的产生和发展,与疾病流行和防治的需要、社会经济的发展、政治文化的变革、科学技术的进步,尤其是医药学的进展密切相关。医院的演变过程大致可分为四个阶段。

一、医院萌芽阶段

医院作为医疗机构的一种基本组织形式,其功能和性质并非从一开始就很完备,而是经过一个漫长的历史发展过程才形成的。至于医院究竟起始于哪个年代,医院的雏形又在何时形成的,并无确切记载。1914年法国考古学家C.H. Begonen在图卢兹城南发现1.7万年以前冰河时期的医人壁画,这是至今发现的最早的关于医院的记载。人们还通常认为作为人类文明摇篮之一的底格里斯河和幼发拉底河流域也是医疗的起源地,作为美索不达米亚文明重要内容的医学从在努佛志发现的泥板上的楔形文字记载上得到证实,早在公元前3000年以前就刻记了一本常规的治疗手册,这是世界上最古老的医书记载和药方集。但通常认为医学的鼻祖是古希腊医学的代表人物希波克拉底和古罗马医学的代表人物盖伦,尤其是盖伦的解剖学,对医学的发展起着十分重要的推动和导向作用。

有人认为,古代医院的萌芽首先与宗教密切相关,当时人们认为疾病的发生是对天神的邪念,是鬼魔缠身,是犯有罪孽受到应有的惩罚。根据记载,最早设立医院的是古印度。印度流域的文明大约在公元前 2000 年已达到顶峰。在大约公元前 1500 年的吠陀时代的名为《吠陀》的梵文圣书记载了印度医学发展的丰碑,但巫术信仰、魔鬼畏惧的祈祷放在首位。印度是最早出现医院雏形的国家,约于公元前 560 年至公元前 480 年在佛陀释迦牟尼的教导下建立了医院,这要比西方大陆的医院约早 1 000 年。佛教寺院以慈善事业为宗旨,兼治患者并在寺院中留宿,这是医院的一种重要起源形式。在西方,最早见于修道院中附设的"病院",有的称为专门医院。最著名的 12 世纪鲁派茨贝格女修道院院长卞琴,就是创办医院的典范。到了 13 世纪后半叶,称为圣灵教会的教会组织下设1 000 多个附属机构,它们就是现代医院、孤儿院和贫民院的前身。十字军东征期间(公元 11 世纪末至 13 世纪末)造成大量患病和体弱者,导致成立大量教团。1099 年成立"圣约翰医院骑士教团"(the Order of the Knights of the Hospital of St.John,简称 Hospitaller,其意为慈善收养院);12 世纪初成立"十字军圣殿骑士救护团"(the Order of the Temple,简称 Templars,其意为寺庙收养院)和"恶疾救护团"(the Order of Lazars,简称 Lazaret,其意为传染病收容院,当时主要指收容麻风患者);12 世纪末叶出现的"条顿骑士救护团"(the Teutonic Order)和"圣灵骑士救护团"(the Order of the Holy Ghost),上述这些圣灵教团开设的医院不仅照料患者,还收留弃婴、孤儿、穷人、残疾人、衰老者和流浪者。

欧洲的中世纪被称为黑暗时代,不但科学技术发展受到宗教桎梏的影响而发展甚慢,而且出现两次疾病大流行。第一次是在西罗马灭亡(公元 476 年)不久,东罗马贾斯廷朝代发生的鼠疫到 800 年以后又一次猖獗流行,从 1347 年起蔓延到印度、俄罗斯等地,夺去了 4 200 万人的生命。第二次就是夺去欧洲 1/4人口的黑死病流行。两次鼠疫大流行对欧洲医院的建立和发展起着重要的作用。欧洲疾病流行还发生于 13 世纪后叶至 14 世纪初的麻风病大流行,圣拉扎罗斯修道院成为闻名于欧洲的麻风病院,并建立收治麻风患者的麻风村和麻风屋;15 世纪末首先发现于英国的神秘的"英国出汗病",这种主要侵犯青壮年的以极度寒战、高热和出奇臭汗为主要症状的高度传染性的疾病再次使欧洲处于极度恐慌之中,时疫大流行推进了医院的发展。

我国是医院萌芽产生最早的国家之一。据记载,秦汉时期(公元前 221～公元220)就有宫廷医疗组织,其医事制度随着朝代更换而变化。秦有太医令,丞主医疗;西汉太医令则丞有二,一属太常(即太医院)、一属少府(即宫廷药房),并设太医令、太医丞、药丞、方丞等官职,分别担任医、疗、方等医职,直至晋代、南北朝都沿用此制度,其服务范围也逐渐延伸到宫廷以外。隋唐时,设立太医署,它是国家最高医疗机构,由令、丞、医监、医院,掌管医事政令,各地都普遍设立医院和药局。此外,公元2年,汉朝建立了我国最早的收容传染病的隔离院;东汉时(公元162年)建立了类似军医院的机构,称"庵庐";这种军医院至元朝已基本健全,成为专门收治患病军人的"安乐堂"。隋唐时代开始设立收容麻风患者的"疠人坊",收治普通患者的慈善机构"悲田坊",以后又出现养病坊、福田坊、广惠坊、安济坊、安乐坊、慈幼局、养济院等医疗组织。

综上所述,国内外的历史证明,医院的萌芽和形成与宫廷、宗教和时疫密切相关。宫廷医院的诞生是出于为统治阶级少数人服务的目的,宗教医院的出现是建立在慈善济贫的人道基础上的,时疫流行促使医院的发展是疾病防治的需要,这充分反映医院的萌芽形成从一开始就打上了时代性、阶级性和人道主义的烙印。

二、医院形成阶段

14~16世纪,文艺复兴运动的狂飙有力地推动科技文化和医学的发展,使初步形成的医院日趋完善,尤其是维萨留斯的解剖学,威廉·哈维的血液循环理论和人体胚胎学,雷文虎克发明的显微镜,现代临床先驱布尔哈维的贡献,西德纳姆的病理学先驱,哈勒对生理学的贡献,施旺的细胞组织学,维也纳医学院临床体制的建立,法国皇家外科研究院的成立,莫尔干尼的病理解剖学,奥恩布鲁格发明的叩诊,医伯纳德创导的现代实验生理学,雷奈克发明的听诊器,都对医院进入高速的发展作出了贡献。

1789年法国大革命的胜利,为医院的发展提供了客观条件。法国医师比奈尔将惨无人道的精神患者收容所改造成为精神病医院,这种将实际上的精神病患者监狱变为医院的哲理观点对医院管理带来了深刻的影响。几乎在同时,法国医师卡巴尼斯发表了《对巴黎医院的意见》,系统地、科学地提出了改善医院必要条件的措施,并在担任巴黎市医院管理局局长时对医院管理作出显著贡献。维也纳总医院院长旨兰克提出了国家卫生福利制度,并把医院与卫生监督、预防疾病结合起来,1779年出版了《系统全面的医疗政策》一书,对如何改善医院业务管理系统、加强患者护理和树立良好医风等问题提出了系统的论点。1803年,拿破仑颁布了医学教育和医院事业管理的法律,对医院事业进行统一管理,这标志着医院进入初期形成时期。

三、近代医院阶段

从19世纪70年代开始,随着社会经济文化和科学技术的迅猛发展,尤其是医学科学技术的大进展:①科学家发现了人群大部分的传染病病原体,如结核、痢疾、白喉、伤寒、脑膜炎等,并在灭菌法方面有明显突破。②生物电的发现,促进各种生理检查仪和示波仪的诞生。③物理诊断技术应用,尤其是放射(X射线)和放射性元素等。④化学疗法的诞生,尤其是弗莱明发现青霉素。⑤以南丁格尔为代表的现代护理的创建,形成比较完整和系统化的医院服务系统,促进了分科化、标准化、集体协作的医院管理的发展和进步。即明确了医护、医技分工,注重医院整体协调功能,建立各项管理制度和技术操作规程,实施标准化管理。

我国近代医院的建立是从外国教会在我国各地设立一批教会医院开始的。西医最早传入中国是16世纪,意大利传教士利玛窦1583年来华,以后又有艾儒略(Aleni Julio)来华,他们除在澳门设立传教点外,还在重庆、韶关、南昌、南京、北京、上海等地建立活动中心。18世纪以后,英美代替了意、葡、西等国。1807年,英国传教士马礼逊到广州传教,1820年伙同李湿斯顿在澳门开设了一个小医院,以后发展为马礼逊医学院,迁至香港。1827年,美国传教士派克在广州开办眼科医院(后改为博济医院)。鸦片战争后,《南京条约》开放广州、福州、厦门、宁波、上海为通商口岸,允许外国人设立教会和医院。1844年,美国罗克哈特在上海开设了仁济医院,1861年他又在北京设立了立施医院,1865年美国圣公会在上海开设同仁医院,1867年英国长老会在汕头设立高德医院,1879年英国圣公会在杭州设立广济医院(即现在浙江大学医学院附属第二医院),1882年英国苏格兰教会在沈阳设立盛景施医院,以后在各地尤其是沿海城市设立了多个教会医院,例如,1907年的上海广慈医院(现上海第二医科大学附属瑞金医院),1908年德国人在上海设立的同济医院,1918年美国人在北京开办的协和医院。据1876年统计,外国人在我国开办的教会医院有16所,诊所24个;1905年统计,教会医院增加到166所,诊所241个。外国教会还在广州开设了博济医学校(1866年)、夏葛医学院(1899年)、光华医学院(1908年),在北京成立协和医学校(1906年),在上海开设震旦医学院(1899年)、圣约翰大学医学系(1908年),在成都设立了华西协和大学医学院(1910年)、福州成立了大同医学堂(1911年)。据1915年统计,外国教会在我国开设了23所医学院校。教会医院的建立对推动我国医院事业的发展起了作用,但新中国成立前我国医院事业发展是较缓慢的。据统计,1949年全国共有各种医疗卫生机构3 670个,床位84 625张,其中县和县以上医院有2 600个,床位80 000张,这些医院74.8%集中在城镇。新中国成立以来,在党和政府的领导下,医疗卫生事业得到显著发展,据统计,截至2009年底,全国共有医疗机构907 249所,其中医院20 291所,拥有医院床位312.08万张,卫生技术人员784.38万人。

四、现代医院阶段

20 世纪 70 年代以来,世界社会经济格局的巨大变化,科学技术的突飞猛进,促进医院现代化的发展。医院现代化的主要特征:①诊疗技术的现代化。例如,各型 B 超、CT、ECT、PECT、磁共振、中子治疗仪、伽马刀等,都给医院诊疗技术手段和方法增添了质的变化,各种自动分析仪的使用,使医务人员在短时间内获取大量患者的疾病信息,提高了诊疗水平。②医院专科分化与整合。分科越来越细,既高度分化,又高度整合,如分子生物学、遗传学、免疫学等,充分发挥了现代医院的高科技功能。③预防保健功能增强。在社区保健和三级社会预防中充分发挥医院的社会保健功能。④经营管理高效。应用现代化的管理技术和方法,尤其是随着医院信息系统的完善和数字化医院的建设,社会效益和服务效能都得到显著提升。

从目前我国医院现状来看,大部分省市级医院已具备或基本具备向现代化医院过渡的条件,尤其是一些国家重点医疗教学基地,通过加强管理、深化改革、完善机制等重要措施,可争取早日跻身于世界先进行列。但是大多数医院,尤其是县以下医院,还应从实际出发,坚持适宜技术,决不能走脱离我国国情和医疗资源配置明显不合理和浪费或只为少数人服务的错误道路。医院现代化是一个逐步实现和逐步创造条件争取实现的不断发展过程,决不能脱离我国初级阶段的最大国情,在这个过程中特别要处理好硬件与软件的关系。

总之,医院的发展受社会经济、科学、文化的制约。医院的发展必须与医学科学技术的发展相适应,也可以说医学技术的发展是医院发展的基本要素。

第六节　医院功能与医院服务

一、医院功能

医院功能也就是医院任务。《医疗机构管理条例》指出医疗机构(含医院)是以尊重生命,救死扶伤,维护和保证公民健康为宗旨,要以患者为中心,在提高医疗质量的基础上,保证教学和科研任务的完成,并不断提高教学质量和科研水平。同时做好预防、指导基层工作。国外有的将医院功能分为照料病员、培养医师及其他人员、增进大众健康和推进医学的研究四个方面。

医院的基本功能应如下。

(一)医疗

医疗是医院的主要功能。医院医疗工作以诊疗与护理两大业务为主体,医疗与辅助业务密切配合,形成一个医疗整体,为患者服务。医院医疗一般分为门诊医疗、住院医疗、康复医疗和急救医疗。门诊、急诊诊疗是第一线,住院患者诊疗是重点。

(二)教育培训医务人员及相关专业人员

医学教育有个显著的特点,就是学校只是医学教育的一部分,必须经过毕业后医学教育才能培养成为一个合格的医师。临床医学是实践医学,医院是住院医师的规范化培训和专科医师培养的基地。临床研究生的培养也是大型医院,尤其是教学医院的基本任务。医院必须具有对全体医院工作人员进行培养教育的功能。发挥这一功能才能不断培育专业医务人才队伍,提高业务技术水平,提高医疗质量。此外,教学医院还要承担临床教学的任务。

(三)开展科学研究

医院是集中进行医疗实践的场所。医院开展科学研究是提高业务水平的需要,如开展新业务、新疗法,要先进行实验研究,取得成果,然后用于临床,对临床研究,往往能对医学发展作出贡献,提高医疗质量。医院在医疗实践中蕴藏着无数的研究课题,医院必须具有临床医学研究的功能。

(四)预防保健和社区医疗服务

医院不仅单纯为了治疗患者,必须进行预防保健工作,开展社区医疗服务,成为人民群众健康服务活动的中心。要扩大预防,指导基层,开展健康咨询、门诊和住院体格检查、疾病普查、妇幼保健指导、卫生宣教等业务。同时还要开展计划生育的技术工作,医院必须对社会保健作出自己的贡献。

(五)康复功能

医院的康复功能日益受到重视。事实上,康复范围不只是康复各种治疗,其涵盖范围相当广泛,其主要目的与功能分别是:第一,要让每一位患者能在生理上完全康复;第二是使每位患者在心理上完全摆脱创伤;第三则是使患者能早日回归社会;第四是使患者发挥其原来之角色功能,而不是留下任何疾病之阴影,第五为预防患者再患同一伤病而住院。

以上五项功能不是各自孤立的,而是相互联系、相辅相成的。也不是并列的,而是以医疗为中心,医疗与其他四项功能相结合,围绕医疗工作统筹安排,才能全面完成医院各项任务。

二、医院服务

医院是以诊治疾病、护理患者为主要目的的医疗机构,是对公众或特定人群进行疾病防治和保健康复的场所。医院以患者和一定的社会人群为主要服务对象,以医学技术为基本服务手段,以满足医疗保健需求为主要服务内容,以蕴涵生命健康和安全的医疗产出和非物质形态的健康服务为主要服务形式。医院服务,从内涵上看,包括技术性服务和功能性服务;从外延上看,可分为疾病诊疗康复服务、亚健康人群的保健服务、健康人群的疾病预防服务等。医院服务是一种特殊的公共产品,医院是产品的提供者,医务人员是产品的生产者,患者是产品的使用者,社会是产品的受益者。

作为典型的服务单位,医院服务与其他服务又有着本质的差异。医院服务的特性如下。

(一)无形性与易逝性

医院服务在本质上是一种行动、过程和表现,不是实物。医院服务很难向患者进行具体展示,医院服务的需求和供给是同时显现的。因此医院服务尤其是急诊服务具有地域性。医院服务很难用专利等手段加以保护,新的服务项目可以轻易地被仿效。未接受服务的患者很难感知和判断其质量和效果,对医疗服务质量进行客观评估,往往根据医务人员、服务设施和环境等有形线索来进行判断。患者为了减轻医疗服务的风险,通常相信亲朋好友的推荐、医院在社会上的声誉,以及他们自己过去的就诊经验。

医院服务不是有形产品,不能被储存、返修或返工。医务人员的技术、技能不实际操作,就会生疏荒废。医院的服务能力不及时应用到诊疗服务之中,不转化为实实在在的服务,就没有价值,就意味着资源的流失和浪费。这要求医院在对医疗需求进行科学分析的基础上,合理确定医院的适宜规模,配备医务人员、医院设施和医疗设备。

(二)专业性与伦理性

医院服务是知识密集型产品,是多种思维劳动的综合产物。由于医院服务关系到人的生命安危,所以法律上规定只有具备专门的知识、受过专门训练的医疗专业技术人员和具备法定条件的医疗机构,才能作为医疗服务的提供者或经营者。

由于绝大多数患者不具备医疗专业知识,很难对自己的医疗需求、服务内容和服务质量做出科学的判断,不得不依赖医疗专业技术人员的专门知识和技能。医院服务的提供者完全可能操纵患者的医疗需求,甚至可以创造医疗需求。医务人员与患者在对疾病的认识程度上极度不对称,医务人员在心理上具有绝对优势。提供者可以利用技术上的垄断地位和需求者的紧迫需要而单方面决定服务的内容和服务质量。另外,患者在疾病的诊治过程中需要把自己身体的隐秘部位暴露给医务人员,把自己的一些隐私告诉医务人员。所以医院服务具有很强的伦理性。医院服务的专业性和伦理性,要求医院的医务人员,树立以患者为中心的理念,发扬救死扶伤、人道主义精神及对医疗事业无私奉献的价值观念,具备高尚的医德情操和道德素养。

(三)社会性与公益性

医院肩负着重要的社会功能,医院的服务具有社会性。医院的功能,不仅仅体现在诊治某个患者的个体效果,重要的是要看它的社会效果。医院的社会功能主要体现在:①维护和增进人类健康。人类的繁殖、出生、发育、疾病、衰老、死亡是一个自然过程,这一过程日益需要医疗活动的干预和影响。所以医疗保健已成为人类社会生活中必不可少的条件。②保护和增强社会劳动力。医疗的最佳效果是使患者重返社会,参加精神文明和物质文明建设。医疗工作是直接为生产力的基本要素之一劳动力服务的,它的作用只对劳动者的自然属性发生作用,不直接影响劳动者的社会属性。③社会适应不良的调节。医疗能够帮助个人暂时离开所处社会环境,缓和精神上的紧张,补偿社会功能上的缺陷。④完善社会健康体系。医院的任务,是以医疗为中心,同时开展社会预防。要求临床医师在日常医疗的各个环节中体现预防观点,落实预防措施,完成预防任务;要求医院扩大服务范围,从院内服务扩大到院外服务,从技术服务扩大到社会服务,为完善社会健康体系作贡献。⑤调剂社会公益、福利。医疗卫生事业是政府实行一定福利政策的社会公益事业,医院等卫生机构均获得政府或社会组织一定数额的事业补贴经费,因此起着促进或延缓社会财政对公共事业的补偿或其他特殊分配的作用。

医院服务包括预防保健、疾病诊疗等内容,其中预防保健由社会人群共享,属于公共服务;疾病诊疗虽然都有具体的服务对象,但也属于准公共服务。因此,医院服务的公益性不容置疑。医院是社会保障体系的一部分,医院服务首先要强调的是其社会效益。医院在为社会服务的时候,对患者要不分贫富贵贱,要一视同仁。医院服务的公益性决定了其必须坚持社会效益与经济效益的统一,在确保社会效益的同时讲求经济效益,以增强医院实力,提高为医疗服务的水平与效果。提高经济效益的根本途径在于提高医疗服务的水平与质量,注意投入与产出的合理比例。

(四)随机性与连续性

人们什么时候生病,生什么病,或疫情什么时候发生,多大规模,都是事先很难准确预料的;同时每一位患者都有个体化的表现。因而医院服务的需求与供求与供给都具有很大的随机性,既不可能像一般日常生活消费品那样有计划地消费,也不可能像工厂那样按标准程序进行大批量商品的生产。在医院必须强调时间就是生命,在治疗与抢救患者过程中要分秒必争。医院要方便患者就医,节假日往往是多数患者可以自由支配的时间,医院服务不应该有节假日之分,必须是 24 小时服务。

医院接受患者就诊、病情观察与治疗要求连续不间断,各种工作安排都应适应医疗工作连续性要求,医院必须为患者提供连续的不间断的医疗服务。

(五)生产与消费的同一性

医院服务具有生产与"消费"不可分离的特点,服务人员向患者提供服务之时,也正是患者"消费"服务之时。医院服务的完成,实际上是医务人员和患者互动配合,共同与疾病斗争的结果。因此患者在接受治疗时,不是被动无关的,他是医务人员的重要协作者,医疗的质量不完全由医师决定,而是很大程度上受双方的合作意识、指导接受能力与参与配合程度的影响。医院服务的同一性决定了患者在医疗服务质量评价中起十分重要的作用。

(六)广泛性与层次性

医疗服务面广,各行各业、男女老少,在产生医疗需求时,不得不选择医院的服务。尽管人们都希望最好是"别有病",但是一旦有了病,就必须去医院看医师。当然也有许多人由于各种原因,生病后没有及时就诊,这样医院就存在着大量的具有潜在需求的患者。如果医院还是等患者上门,那么,医院起不到对疾病的预防作用,也使患者的疾病得不到及时发现、及时治疗,较难取得医疗效果。

医院服务的层次性主要表现在:①核心服务。核心服务是医院服务的最基本层次,也就是患者需求的物质或服务的利益。例如,患者到医院看病是为了诊断病情,寻找治疗方法,得到高质量的治疗,尽快解除病痛,获得康复。②形式服务。即患者需求的医疗服务实体或外在质量。如医疗服务的项目、技术水平、设备条件、治疗质量与效果,能否满足患者的不同需求。③附加服务。即患者需求的医疗服务延伸部分与更广泛的医疗服务。如医学知识的介绍、病情咨询、服务承诺、就医环境、生活方便舒适程度等。

(七)异质性与不确定性

医院服务由医院员工提供,同时需要患者的积极参与。医疗服务质量取决于很多服务提供者不能完全控制的因素,如患者清楚表达的能力、员工满足患者需要的能力和意愿、患者间的相互作用、患者对服务的需求程度等。同样的疾病对于不同的个体,症状、体征都不会完全一样,同样的病用同样的药在不同个体的反应是不一样的,有的反应常常不可预知。同一位医务人员、同一个诊疗环境、同一个病种、同一个诊疗方案,对于不同的患者,都可能产生不同的疗效,表现为不同的服务质量。实践中,导致医院服务异质性的原因主要有 3 个方面:一是医务人员的原因,由于心理状态、服务技能、努力程度等的不同,同一家医院中的医务人员提供的服务是有差异的,即使同一位医务人员提供的服务在不同的情况下在质量上也可能会有差异。二是患者的原因,如患者知识水平、经济水平、个人体质等不同,直接影响服务的质量和效果。三是医务人员与患者间相互作用的原因,即使是同一位医务人员向同一位患者提供的服务,也可能会因双方当时的情绪等原因而存在差异。

医院作为提供医疗服务的组织还具有卫生服务组织所共有的特性,例如,定义和衡量产出较为困难、服务工作多变而且复杂、大多数工作紧急且不容延误、工作几乎不允许含糊和出错、组织内部各个部门和岗位高度相互依赖并且要求高度协调等。

第七节　医院管理发展历程

纵观国外医院管理的发展历程,其大致经历了经验管理、科学管理、现代科学管理和文化管理 4 个阶段。

一、经验管理阶段

经验管理阶段是以宗教的或原始的行政性管理为主的阶段。在 19 世纪末工业革命以后,管理学首先从工厂(企业)管理产生并发展起来。它对医院的早期管理产生了极大的影响。当时,在欧美国家,由宗教团体建立的医院仍占主导地位,部分医院由慈善家发起,也有政府兴办的公立医院和医师们兴建的医院。医院只设病房(不分科室)和厨房等,以抚慰不能在家中治疗的贫穷和垂危患者为目的。医院的医师都是凭自己的经验操作,医师的培养以师傅带徒弟的个人传授方法为主。医院的投资者和医师们直接担任管理者,凭其个人意志和经验进行管理,管理的方式没有摆脱小生产和纯粹经验医学的传统。在西方国家,医院管理者多数是(宗教)董事会、慈善团体理事会的工作人员,医院的具体管理工作是在医院总护士长协助下完成的。公立医院任命在职医师为医监或者医务长,在宗教或慈善团体理事会管理人员的协助下对医院进行管理。其管理职能主要局限于为医院筹措资金,协调患者、医师、护士之间的关系等一般行政性管理。

二、科学管理阶段

科学管理阶段是以技术性的标准管理为主的阶段。20 世纪开始以来,随着社会经济和科学技术的迅速发展,医院的规模、结构、医学科学技术和医疗活动不断扩充与进步。在科学管理思想的影响下,医院要求管理者不但要有一定的医学知识,而且还要有相应的管理知识和技能,使得在以医师为主体的医疗技术活动的基础上,初步形成科学的医疗技术管理。它一方面表现为一系列医疗技术常规和技术操作规程的统一制订和实施的管理;另一方面表现为逐步严密起来的科学组织和分工。1910 年美国学者豪兰等提出医院管理是一门独立的科学,提倡对医院管理人员进行管理教育。1913 年美国外科医师协会成立,把医院标准化作为目标之一。1917 年召开了医院标准化大会,此后,在全美国开展了医院标准化运动,并开始医院评审。该协会对不符合标准的医院的医师不予承认会员资格。1935 年该协会调查委员会主席麦克依陈出版了《医院的组织和管理》专著,开始形成医院管理学科体系。为适应医院管理工作的需要,美国医学会开始组织医院管理人员讲习会。从 1934 年开始,美国芝加哥大学设立了医院管理的课程。之后,许多大学都设立了医院管理课程,由大学培养医院管理专业人员。美国的医院管理学及医院管理学大学教育的成果,引起了世界各国的重视,第二次世界大战后欧洲等许多国家都效仿美国的做法,纷纷在大学设立医院管理课程(讲座)或管理专业,促进了医院管理学的发展。

三、管理科学阶段

管理科学阶段是协作的系统的管理阶段。第二次世界大战以后特别是进入20 世纪 60 年代,医疗技术飞速发展,促进了医院现代化建设的进程。由于基础医学各学科进一步广泛地应用于临床医疗,打破了各科独立进行医疗技术的科学管理界限,医师仅凭个人的经验为患者提供全面的服务显然不够了,而形成多学科乃至医院非医疗部门的协作。又因新学科的不断出现,医院的组织结构、技术结构日趋复杂,使得以医师为主体的医师、护士、患者之间的简单运行关系转向一个组织过程。医院的组织指挥不再是以单一的权力结构形式沿着一条指挥链向下传递,而是对医院各专业系统组织有效的协调。现代管理科学的许多理论、观点和方法,大量被医院管理所引用,电子计算机等技术也广泛应用于医院管理,加速了医院现代化进程。

20世纪80年代,世界卫生组织确定了"2000年人人享有卫生保健"的全球性卫生战略目标,促进了医学模式向生物、心理、社会医学模式转变,医院功能扩大,出现了与社区相联系的医院外周功能单位,促使医院将传统的封闭管理模式改变为系统的开放式管理。医院作为一个不断发展的复杂的技术服务系统,着眼于医院发展的社会利益目标,组织院内外多层次多系统的协作,优化自身的结构,提高在社会卫生保健系统中的竞争能力,从整体上寻求医院新的发展。

为了适应医院管理的实践与发展,欧美各国与日本进一步发展了专业机构、学术团体和行业协会,出版医院管理专业的杂志和专著,各医学院校纷纷开展了医院管理专业教育,使医院管理实践、管理人才培养和研究工作结合起来,推动了医院管理科学的进步与发展。

四、文化管理阶段

文化管理是近年医院管理领域的又一个新的阶段。在企业界,20世纪60年代就有人开始进行文化管理的研究,到了80年代,对这一课题进行探讨的文章数量大大增加。很多管理者期望通过有效管理并弘扬组织文化,以创出良好业绩。在众多的文化管理的专著中,影响最大的要属于彼得·圣吉的著作《第五项修炼——学习型组织的艺术和实务》。在企业界文化管理思潮的影响下,医院文化管理也日益受到医院管理者的重视。医院管理者开始逐渐认识到文化是医院经营管理中宝贵的无形资产,文化管理是现代管理的前沿,是核心竞争能力的原动力,医院文化管理是医院获得持续发展的有效手段。

医院文化作为文化管理理论在医院的表现形式,它既是社会文化在医疗卫生领域的拓展和延伸,又具有自己的框架结构、价值取向和个性特征。医院一旦形成自己特有的文化氛围,就会反过来对医院组织的发展、医院主体的行为产生巨大的推动或制约作用。医院文化作为医院这个特殊的社会组织,在一定的民族文化传统中逐步形成的具有本医院特色的基本信念、价值观念、道德规范、规章制度、生活方式、人文环境,以及与此相适应的思维方式和行为方式的总和,其内涵包括由物质、制度、精神文化构成的三大子系统,以及医院哲学、医院精神、医院道德、医院民主、医院制度、医院公共关系等六个方面的内容。其中医院价值观念是医院文化的核心与灵魂。价值观是医院在追求成功过程中所推崇、信奉的原则和价值取向。医院文化作为医院经营管理的新型管理理论,一是能较全面地认识和运用医院管理各要素的实施管理。医院中不仅存在经济的、技术的要素,还存在着文化的、心理的要素,积存着大量的价值观念、道德规范。把管理当作"一种文化和一种价值观及信念的系统",从而完全适应了新技术革命以来管理人文化建设的趋势。二是它着重从管理的哲学层面阐述管理要点。它研究的不是医院管理中的具体问题和具体方法,而是医院管理中的世界观和方法论;它回答的是医院是什么? 医院应该具有什么样的基本信念、价值观、道德规范等反映管理理论中的"哲学"层面的重大问题。目前,国内外医院都十分重视医院文化的研究及其在医院管理中的应用,我国医院近年来绝大多数建立了自己的形象识别系统(Hospital Identity System,HIS),提炼了医院精神和核心价值观,建立了医院员工的行为规范,普遍提出建设学习型医院的理念并加以实践,也有医院提出较为系统的研究型医院、学院型医院的文化建设理念、管理思路和具体措施。

第二章

医院人力资源的分级分类管理

第一节　医院人力资源的构成类别及等级

一、医院人力资源岗位类别

《中共中央国务院关于进一步加强人才工作的决定》和《国务院办公厅转发人事部关于在事业单位试行人员聘用制度意见的通知》要求,在事业单位推行聘用制度和岗位管理制度。试行事业单位岗位设置管理制度,是推进事业单位分类改革的需要,是深化事业单位人事制度改革的需要,也是改革事业单位工作人员收入分配制度的紧迫要求,对于事业单位转换用人机制,实现由身份管理向岗位管理的转变,调动事业单位各类人员的积极性、创造性,促进社会公益事业的发展,具有十分重要的意义。

卫生事业单位岗位分为管理岗位、专业技术岗位、工勤技能岗位三种类别。三种类别的岗位结构比例,根据其社会功能、职责任务、工作需要和人员结构特点等因素综合确定。专业技术岗位为主体岗位,主体岗位之外的其他两类岗位,应保持相对合理的结构比例。具体结构比例为:管理岗位占单位岗位总量的10%左右;专业技术岗位一般不低于单位岗位总量的80%;工勤技能岗位一般不超过单位岗位总量的10%。医院人力资源构成相应分为三类:管理人员、专业技术人员、工勤人员。

(一)管理人员

管理岗位指担负领导职责或管理任务的工作岗位。管理岗位的设置要适应医院管理体制、运行机制、增强单位运转效能、提高工作效率、提升管理水平的需要。

管理人员指担负领导职务或主要从事管理工作的人员,包括医院党政领导班子成员和职能部门、处室工作人员。党群管理包括党委办公室、总支、支部、工会、共青团、妇女工作、宣传、统战、纪检、监察等部门专职工作人员。行政管理包括院长办公室、人力资源处(科)、医务处(科)、护理部、科教处(科)、门诊办公室、规划财务处(科)、信息统计、安全保卫、总务后勤、医学工程等方面的管理人员。

(二)专业技术人员

专业技术岗位指从事专业技术工作,具有相应专业技术水平和能力要求的工作岗位。专业技术岗位的设置要符合专业技术工作的规律和特点,适应发展社会公益事业与提高专业水平的需要。医院专业技术岗位按工作性质和岗位数量分为卫生专业技术岗位和辅助系列(其他)专业技术岗位。

1.卫生专业技术岗位

卫生专业技术人员是医院的主体,是实现医院功能、完成医疗任务的基本力量。根据专业性质,卫生专业技术人员分为医、护、药、技四类。医,是指依法取得执业医师资格或者执业助理医师资格,经注册在医院执业的各级医师,包括临床科室和其他相关科室有执业资格的医师;护,是指经执业注册取得护士执业证书,依法从事护理活动的各级护理人员。药,是指医院的药剂人员,包括各级中药、西药师。技,包括临床检验、理疗、影像、营养、病理等科室以技能操作为主的卫生技术人员。

2.辅助系列(其他)专业技术人员

辅助系列(其他)专业技术人员是指医院内以从事其他非卫生专业技术工作的工程技术、医疗器械修配、科研、教学、财会统计、审计、图书及档案等工作的专业技术人员。

(三)工勤技能人员

工勤技能岗位指承担技能操作和维护、后勤保障、服务等职责的工作岗位。工勤技能岗位的设置要适应提高操作维护技能,提升服务水平的要求,满足单位业务工作的实际需要。

按照事业单位改革方向,后勤服务等工作应逐步实现社会化,已经实现社会化服务的一般性劳务工作,不再设置相应的工勤岗位。

二、医院人力资源岗位等级设置

根据岗位性质、职责任务和履职条件,对医院管理岗位、专业技术岗位、工勤技能岗位分别划分通用的岗位等级。管理岗位分为 10 个等级,即一至十级职员岗位。专业技术岗位分为13个等级,包括高级岗位、中级岗位和初级岗位。高级岗位分7个等级,即一至七级;中级岗位分3个等级,即八至十级;初级岗位分3个等级,即十一至十三级。工勤技能岗位包括技术工岗位和普通工岗位,其中技术工岗位分为5个等级,即一至五级。普通工岗位不分等级。另外,根据医院实际需要,按照规定的程序和管理权限可以确定特设岗位的等级。

(一)管理人员

卫生事业单位管理岗位名称使用干部人事管理部门聘用(聘任、任命)的职务名称。管理岗位的最高等级和结构比例根据事业单位的规格、规模、人员编制和隶属关系,按照干部人事管理有关规定和权限确定。管理岗位实行职员制,分为10个等级。省以下卫生事业单位管理岗位分为8个等级,按现有厅级正职、厅级副职、处级正职、处级副职、科级正职、科级副职、科员、办事员依次分别对应管理岗位三至十级职员岗位。不同职级的职员根据不同工作年限获得相应的职务等级工资。

(二)专业技术人员

专业技术岗位的最高等级和结构比例按照事业单位的功能、规格、隶属关系和专业技术水平等因素,根据现行专业技术职务管理有关规定和行业岗位结构比例指导标准确定。专业技术岗位分为13个等级。其中高级岗位分为一至七级。正高级专业技术岗位包括一至四级,副高级岗位包括五至七级;中级岗位八至十级;初级岗位十一至十三级,十三级是员级岗位。卫生专业技术岗位设置数量一般不低于专业技术岗位设置总量的80%。

1.卫生专业技术人员

正高级卫生专业技术岗位名称为特级主任医(药、护、技)师岗位、一级主任医(药、护、技)师岗位、二级主任医(药、护、技)师岗位、三级主任医(药、护、技)师岗位,分别对应一至四级专业技术岗位。

副高级卫生专业技术岗位名称为一级副主任医(药、护、技)师岗位、二级副主任医(药、护、技)师岗位、三级副主任医(药、护、技)师岗位,分别对应五至七级专业技术岗位。

中级卫生专业技术岗位名称为一级主治(主管)医(药、护、技)师岗位、二级主治(主管)医(药、护、技)师岗位、三级主治(主管)医(药、护、技)师岗位,分别对应八至十级专业技术岗位。

初级卫生专业技术岗位名称为一级医(药、护、技)师岗位、二级医(药、护、技)师岗位和医(药、护、技)士岗位,分别对应十一至十三级专业技术岗位。

2.辅助系列专业技术人员

辅助系列专业技术岗位名称已在印发的事业单位岗位设置结构比例行业指导标准中明确的,按照相应规定确定;没有明确的,岗位名称参照卫生系列岗位名称格式确定。

(三)工勤技能人员

工勤技能岗位的最高等级和结构比例按照岗位等级规范、技能水平和工作需要确定。工勤技能岗位包括技术工岗位和普通工岗位,其中技术工岗位分为5个等级,即一至五级,依次分别对应高级技师、技师、高级工、中级工、初级工。普通工岗位不分等级。

第二节　专业技术人员管理

医院专业技术人员包括卫生专业技术人员和其他专业技术人员。医院的人员构成中,卫生专业技术人员包括医、药、护、技四类,是完成医疗、预防、保健任务的主要力量,占医院人员的80%以上,这支队伍建设的好坏直接关系医院医疗服务质量、核心竞争力形成及医院发展的成败。医院管理者应结合医院实际情况,加强医院卫生专业技术人员的管理,提高队伍的整体素质和竞争力。

一、医院专业技术人员任职条件

医院专业技术岗位的基本任职条件按照现行专业技术职务评聘有关规定执行。其中高、中、初各级内部不同等级岗位的条件,由单位主管部门和事业单位按照有关规定和本行业、本单位岗位需要、职责任务和任职条件等因素综合确定。实行职业资格准入控制的专业技术岗位,还应包括准入控制的要求。

(一)政治条件

热爱祖国,拥护中国共产党的领导和社会主义制度,遵守宪法和法律,贯彻执行党的路线、方针、政策和卫生工作方针,恪守职业道德,认真履行岗位职责,积极承担并完成本职工作任务,全心全意为人民服务,为社会主义卫生事业作出积极贡献。

（二）卫生专业技术人员业务条件

1.医（药、护、技）士

（1）具备规定学历、资历，中专毕业见习一年期满。

（2）了解本专业基础理论和基本知识，具有一定的基本技能。

（3）在上级卫生技术人员指导下，能胜任本专业一般技术工作。

（4）经考核，能完成本职工作任务并通过全国中初级卫生专业技术资格考试。

2.医（药、护、技）师

（1）具备规定学历和任职年限：中专毕业，从事医（药、护、技）士工作5年以上，经考核能胜任医（药、护、技）师职务；大学专科毕业，见习一年期满后，从事专业技术工作2年以上；大学本科毕业，见习一年期满；研究生班结业或取得硕士学位者。

（2）熟悉本专业基础理论和基本知识，具有一定的基本技能。

（3）能独立处理本专业常见病或有关的专业技术问题。

（4）借助工具书，能阅读一种外文或医古文的专业书刊。

（5）经考核能胜任医（药、护、技）师职务并通过全国中初级卫生专业技术资格考试。

3.主治（管）医（药、护、技）师

（1）具备规定学历和任职年限：取得相应专业中专学历，受聘担任医（药、护、技）师职务满7年；取得相应专业大专学历，从事医（药、护、技）师工作满6年；取得相应专业本科学历，从事医（药、护、技）师工作满4年；取得相应专业硕士学位，从事医（药、护、技）师工作满2年；取得相应专业博士学位。

（2）具有本专业基础理论和较系统的专业知识，熟悉国内本专业先进技术并能在实际工作中应用。

（3）具有较丰富的临床和技术工作经验，以熟练地掌握本专业技术操作，处理较复杂的专业技术问题，能对下级卫生技术人员进行业务指导。

（4）在临床或技术工作中取得较好成绩，从事医（药、护、技）师工作以来，发表具有一定水平的科学论文或经验总结等。

（5）能比较顺利地阅读一种外文或医古文的专业书刊，经考试合格。

（6）通过全国中初级卫生专业技术资格考试。

4.副主任医（药、护、技）师

（1）具备规定学历和任职年限：具有大学本科以上（含大学本科）学历，从事主治(主管)医(药、护、技)师工作 5 年以上;取得博士学位,从事主治(主管)医(药、护、技)师工作 2 年以上。

(2)具有本专业较系统的基础理论和专业知识,熟悉本专业国内外现状和发展趋势,能吸取最新科研成就并应用于实际工作。

(3)工作成绩突出,具有较丰富的临床或技术工作经验,能解决本专业复杂疑难问题,从事主治(管)医(药、护、技)师工作以来,在省级以上刊物上发表过有较高水平的科学论文或经验总结等。

(4)具有指导和组织本专业技术工作和科学研究的能力,并作出重要成绩。

(5)能指导中级卫生技术人员的工作和学习。

(6)能顺利地阅读一种外文或医古文专业书刊,经考试合格。

5.主任医(药、护、技)师

(1)具备规定学历和任职年限:具有大学本科以上(含大学本科)学历,从事副主任医(药、护、技)师工作 5 年以上。

(2)精通本专业基础理论和专业知识,掌握本专业国内外发展趋势,能根据国家需要和专业发展确定本专业工作和科学研究方向。

(3)工作成绩突出,具有丰富的临床或技术工作经验,能解决复杂疑难的重大技术问题,从事副主任医(药、护、技)师工作以来,出版过医学专著、或在省级以上刊物上发表过有较高水平的论文或经验总结等。

(4)为本专业的学术、技术带头人,能指导和组织本专业的全面业务技术工作。

(5)具有培养专门人才的能力,在指导中级技术人员工作中作出突出成绩。

(6)经考核,能熟练地阅读一种外文或医古文的专业书刊。

对虽不具备规定学历和任职年限,但确有真才实学,业务水平高、工作能力强、成绩突出、贡献卓著的卫生技术人员,可破格推荐晋升或聘任相应的卫生技术职务。

主任医(药、护、技)师中专业技术一级岗位是国家专设的特级岗位,其人员的确定按国家有关规定执行,任职应具有下列条件之一:①中国科学院院士、中国工程院院士;②在自然科学、工程技术、社会科学领域作出系统的、创造性的成就和重大贡献的专家、学者;③其他为国家作出重大贡献、享有盛誉、业内公认的一流人才。

主任医(药、护、技)师中专业技术二级岗位是省重点设置的专任岗位,不实行兼职。其任职应具有下列条件之一:①入选国家"百千万人才工程"国家级人选、享受国务院政府特殊津贴人员、国家和省有突出贡献的中青年专家；②省内自然科学、工程技术、社会科学等领域或行业的学术技术领军人物；③省级以上重点学科、研究室、实验室的学术技术带头人；④其他为全省经济和社会发展作出重大贡献、省内同行业公认的高层次专业技术人才。

(三)辅助系列(其他)专业技术人员业务条件

辅助系列专业技术人员业务任职条件按照相应行业指导标准中规定确定，参见国家相应专业技术人员任职条件。

二、医院卫生技术人员职务评聘管理

加强卫生专业技术职务评聘工作是卫生事业单位人事制度改革顺利实施的重要保障，是调整优化卫生专业技术人才结构的重要措施。

(一)专业技术职务评聘分开制度

为进一步推进职称制度改革，加大卫生专业人才资源开发力度、努力营造鼓励优秀人才脱颖而出的良好氛围，建立健全竞争激励的用人机制。按照"个人申请、社会评价、单位使用、政府指导"的职称改革方向，在卫生行业实行专业技术资格评定(考试)与专业技术职务聘任分开的制度。卫生事业单位专业技术职务实行"评聘分开"是指专业技术职务任职资格的评定与专业技术职务聘任相分离，专业技术人员工资福利待遇按聘任的岗位(职位)确定。实行按岗聘任，在什么岗位便享受相应的待遇。

实行评聘分开制度后，专业技术人员可根据相应专业技术资格的条件，经过一定的程序、途径向相应评价、考试机构申报专业技术资格；单位根据专业技术职务岗位的需要，自主聘任具备相应资格的专业技术人员担任专业技术职务。专业技术人员获得的专业技术资格不与工资待遇挂钩，但可作为竞聘专业技术职务的依据之一；专业技术人员聘任专业技术职务后，可享受相应的工资待遇。

(二)专业技术职务资格的获得

专业技术人员可通过以下途径获得专业技术资格。

1.初定

未开展专业技术资格考试的系列，符合国家有关文件规定、并具有国家教育部门承认的正规全日制院校毕业学历且见习期满的人员，经所在单位考核合格后，初定相应级别的专业技术资格。

2.评审

未开展专业技术资格考试的系列，符合国家及省有关文件规定条件的人员，经相应级别的专业技术资格评审委员会评审,获得相应级别的专业技术资格,并领取专业技术资格证书。

3.考试

符合国家专业技术资格考试或卫生执业资格考试报考条件,参加考试并取得合格证书,获得相应级别的专业技术资格。

2000年人事部、卫生部联合下发了《关于加强卫生专业技术职务评聘工作的通知》,逐步推行卫生专业技术资格考试制度,卫生系列医、药、护、技各专业的初、中级专业技术资格逐步实行以考代评和与执业准入制度并轨的考试制度。高级专业技术资格采取考试和评审结合的办法取得。

2001年,卫生部、人事部印发了《临床医学专业技术资格考试暂行规定》《预防医学、全科医学、药学、护理、其他卫生技术等专业技术资格考试暂行规定》及《临床医学、预防医学、全科医学、药学、护理、其他卫生技术等专业技术资格考试实施办法》等文件,建立了初、中级卫生专业技术资格考试制度,初、中级卫生专业技术资格实行以考代评,通过参加全国统一考试取得。全国卫生专业技术资格考试于2001年正式实施,考试实行“五统一”:全国统一组织、统一考试时间、统一考试大纲、统一考试命题、统一合格标准。考试科目分基础知识、相关专业知识、专业知识、专业实践能力4个科目进行。考试合格者颁发人事部和卫生部用印的卫生专业技术资格证书。

(三)专业技术职务聘任

医院实行评聘分开应在科学、合理的岗位设置,制定专业技术职务岗位说明书、专业技术人员聘后管理及考核细则,建立专业技术职务聘任委员会的基础上进行。专业技术职务聘任委员会负责单位的专业技术职务聘任工作。

医院应在政府卫生、人事部门规定的专业技术职务岗位限额内,按照德才兼备、公平竞争的原则进行专业技术职务聘任工作,单位与受聘人员要签订聘任合同。对聘任上岗的专业技术人员,要按照岗位职责和合同规定的内容,定期进行考核。考核结果应及时归入专业技术人员档案,作为专业技术人员续聘专业技术职务的重要依据。

当前,卫生技术人员按技术职务可分为高级技术职务,包括主任医(药、护、技)师、副主任医(药、护、技)师;中级技术职务,包括主治(管)医(药、护、技)师;初级技术职务,包括医(药、护、技)师、医(药、护、技)士。

1.初级技术职务

(1)医师(士):临床医学专业初级资格的考试按照《中华人民共和国执业医

师法》的有关规定执行。参加国家医师资格考试,取得执业助理医师资格,可聘任医士职务;取得执业医师资格,可聘任医师职务。

(2)护师(士):2010年5月10日,卫生部、人力资源社会保障部联合出台《护士执业资格考试办法》,规定"具有护理、助产专业中专和大专学历的人员,参加护士执业资格考试并成绩合格,可取得护理初级(士)专业技术资格证书;护理初级(师)专业技术资格按照有关规定通过参加全国卫生专业技术资格考试取得。具有护理、助产专业本科以上学历的人员,参加护士执业资格考试并成绩合格,可以取得护理初级(士)专业技术资格证书;在达到《卫生技术人员职务试行条例》规定的护师专业技术职务任职资格年限后,可直接聘任护师专业技术职务"。

(3)药师(士)、技师(士):根据《预防医学、全科医学、药学、护理、其他卫生技术等专业技术资格考试暂行规定》要求,参加药学、技术专业初级技术资格考试的人员,应具备下列基本条件:①遵守中华人民共和国的宪法和法律;②具备良好的医德医风和敬业精神;③必须具备相应专业中专以上学历。

取得初级资格,符合下列条件之一的可聘任为药、技师职务,不符合只可聘任药、技士职务:①中专学历,担任药、技士职务满5年;②取得大专学历,从事本专业工作满3年;③取得本科学历,从事本专业工作满1年。

2.中级技术职务

根据《临床医学专业技术资格考试暂行规定》和《预防医学、全科医学、药学、护理、其他卫生技术等专业技术资格考试暂行规定》要求,取得中级资格,并符合有关规定,可聘任主治医师,主管药、护、技师职务。

参加临床医学专业中级资格考试的人员,应具备下列基本条件:①遵守中华人民共和国的宪法和法律;②具备良好的医德医风和敬业精神;③遵守《中华人民共和国执业医师法》,并取得执业医师资格(只针对医师);④已实施住院医师规范化培训的医疗机构的医师须取得该培训合格证书(只针对医师)。

除具备上述四项规定条件外,还必须具备下列条件之一:①取得相应专业中专学历,受聘担任医(药、护、技)师职务满7年;②取得相应专业大专学历,从事医(药、护、技)师工作满6年;③取得相应专业本科学历,从事医(药、护、技)师工作满4年;④取得相应专业硕士学位,从事医(药、护、技)师工作满2年;⑤取得相应专业博士学位。

3.高级技术职务

高级资格的取得实行考评结合的方式,具体办法由各省(市)卫生、人事部门制定。申报高级资格学历和资历基本要求如下。

（1）副主任医（药、护、技）师：①具有相应专业大学专科学历，取得中级资格后，从事本专业工作满 7 年；②具有相应专业大学本科学历，取得中级资格后，从事本专业工作满 5 年；③具有相应专业硕士学位，认定中级资格后，从事本专业工作满 4 年；④具有相应专业博士学位，认定中级资格后，从事本专业工作满 2 年。

（2）主任医（药、护、技）师：具有相应专业大学本科及以上学历或学士及以上学位，取得副主任医（药、护、技）师资格后，从事本专业工作满 5 年。

符合下列条件之一的，在申报高级专业技术资格时可不受从事本专业工作年限的限制：①获国家自然科学奖、国家技术发明奖、国家科技进步奖的主要完成人；②获省部级科技进步二等奖及以上奖项的主要完成人。

三、医护专业技术人员执业注册管理

1998 年 6 月 26 日，第九届全国人大常委会第三次会议通过了《中华人民共和国执业医师法》（以下简称《执业医师法》）。2008 年 1 月 23 日，国务院第 517 号令颁布了《护士条例》。《执业医师法》《护士条例》对医师、护士的执业注册、权利义务、医疗卫生机构的职责及相关法律责任等内容给予了明确规定。

(一)医师执业管理

自 1999 年 5 月 1 日《执业医师法》正式施行以来，医师必须依法取得执业医师资格或者执业助理医师资格经执业注册，才可以在医疗、预防、保健机构中按照注册的执业地点、执业类别、执业范围执业，从事相应的医疗、预防、保健业务。

1.医师资格的取得

国家实行医师资格考试制度。医师资格考试制度是评价申请医师资格者是否具备执业所必备的专业知识与技能的一种考试制度，分为执业医师资格考试和执业助理医师资格考试，每年举行一次，考试的内容和方法由卫生部医师资格考试委员会制定，国家统一命题。医师资格考试由省级人民政府卫生行政部门组织实施，考试类别分为临床、中医（包括中医、民族医、中西医结合）、口腔、公共卫生四类。考试方式分为实践技能考试和医学综合笔试。医师资格考试成绩合格，取得执业医师资格或执业助理医师资格。

2.医师执业注册

国家实行医师执业注册制度。医师经注册后，可以在医疗、预防、保健机构中按照注册的执业地点、执业类别、执业范围，从事相应的医疗、预防、保健业务。未经医师注册取得执业证书，不得从事医师执业活动。《执业医师法》和《医师执

业注册暂行办法》对医师执业注册的条件、程序、注销与变更等均作出了明确规定。

全国医师执业注册监督管理工作由卫生部负责,县级以上地方人民政府卫生行政部门是医师执业注册的主管部门,负责本行政区域内的医师执业注册监督管理工作。取得执业医师资格或者执业助理医师资格是申请医师执业注册的首要和最基本的条件。

《执业医师法》还规定:执业助理医师应当在执业医师的指导下,在医疗、预防、保健机构中按照其执业类别执业;在乡、民族乡、镇的医疗、预防、保健机构中工作的执业助理医师,可以根据医疗诊治的情况和需要,独立从事一般的执业活动。

3.医师定期考核

《医师定期考核管理办法》和《关于建立医务人员医德考评制度的指导意见(试行)》要求对依法取得医师资格,经注册在医疗、预防、保健机构中执业的医师进行2年为一周期的考核,考核合格方可继续执业。

(二)护士执业管理

护士执业,应当经执业注册取得护士执业证书。护士经执业注册取得《护士执业证书》后,方可按照注册的执业地点从事护理工作。

1.护士执业资格考试

护士必须通过"护士执业资格考试"才可以进行护士执业注册。2010年5月卫生部、人力资源社会保障部联合下发了《护士执业资格考试办法》,护士执业资格考试实行国家统一考试制度。统一考试大纲,统一命题,统一合格标准。护士执业资格考试原则上每年举行一次,包括专业实务和实践能力两个科目。一次考试通过两个科目为考试成绩合格。为加强对考生实践能力的考核,原则上采用"人机对话"考试方式进行。

2.护士执业注册

申请护士执业注册,应当具备下列条件:①具有完全民事行为能力。②在中等职业学校、高等学校完成国务院教育主管部门和国务院卫生主管部门规定的普通全日制3年以上的护理、助产专业课程学习,包括在教学、综合医院完成8个月以上护理临床实习,并取得相应学历证书。③通过国务院卫生主管部门组织的护士执业资格考试。④符合国务院卫生主管部门规定的健康标准,具体要求为:无精神病史,无色盲、色弱、双耳听力障碍,无影响履行护理职责的疾病、残疾或者功能障碍。

护士执业注册有效期为 5 年。护士执业注册有效期届满需要继续执业的,应当在有效期届满前30天,向原注册部门申请延续注册。

四、医师和护士的权利与义务

(一)医师的权利与义务

《执业医师法》对执业医师在医疗过程中的权利、义务及执业规则作出了明确规定,是医师从事医疗活动的基本行为规范。

1.医师的权利

医师在执业活动中享有下列权利。

(1)在注册的执业范围内,进行医学诊查、疾病调查、医学处置、出具相应的医学证明文件,选择合理的医疗、预防、保健方案。这是医师为履行其职责而必须具备的基本权利。医师有权根据自己的诊断,针对不同的疾病、患者采取不同的治疗方案,任何个人和组织都不得干涉或非法剥夺其权利。同时,我们也必须明确,不具备医师资格或超出其注册范围的不得享有此项权利,虽取得医师资格,但未被核准注册的也不得享有此项权利。

(2)按照国务院卫生行政部门规定的标准,获得与本人执业活动相当的医疗设备基本条件。这是医师从事其执业活动的基础和必备条件。

(3)从事医学研究、学术交流,参加专业学术团体,即医师有科学研究权。医师在完成规定的任务的前提下,有权进行科学研究、技术开发、技术咨询等创造性劳动;有权将工作中的成功经验,或其研究成果等,撰写成学术论文,著书立说;有权参加有关的学术交流活动,以及参加依法成立的学术团体并在其中兼任工作;有权在学术研究中发表自己的学术观点,开展学术争鸣。

(4)参加专业培训,接受继续医学教育。医师有权参加进修和接受其他多种形式的培训,有关部门应当采取多种形式,开辟各种渠道,保证医师进修培训权的行使。同时,医师培训权的行使,应在完成本职工作前提下,有组织有计划地进行,不得影响正常的工作。

(5)在执业活动中,人格尊严、人身安全不受侵犯。医师在执业活动中,如遇有侮辱、诽谤、威胁、殴打或以其他方式侵犯其人身自由、干扰正常工作、生活的行为,有权要求依照《治安管理处罚法》等规定进行处罚。

(6)获取工资报酬和津贴,享受国家规定的福利待遇。医师有权要求其工作单位及主管部门根据法律或合同的规定,按时、足额地支付工资报酬;有权享受国家规定的福利待遇,如医疗、住房、退休等各方面的待遇和优惠以及带薪休假。

(7)对所在机构的医疗、预防、保健工作和卫生行政部门的工作提出意见和建议,依法参与所在机构的民主管理。医师对其工作单位有批评和建议权;有权通过职工代表大会、工会等组织形式以及其他适当方式,参与民主管理。

2.医师的义务

根据《执业医师法》第22条的规定,医师在执业活动中应当履行下列义务。

(1)遵守法律、法规,遵守技术操作规范。

(2)树立敬业精神,遵守职业道德,履行医师职责,尽职尽责为患者服务。

(3)关心、爱护、尊重患者,保护患者的隐私。

(4)努力钻研业务,更新知识,提高专业技术水平。

(5)宣传卫生保健知识,对患者进行健康教育。

(二)护士的权利和义务

1.护士的权利

根据《护士条例》的规定,护士享有以下权利。

(1)护士执业,有按照国家规定获取工资报酬、享受福利待遇、参加社会保险的权利。任何单位或个人不得克扣护士工资,降低或取消护士福利等待遇。

(2)护士执业,有获得与其所从事的护理工作相适应的卫生防护、医疗保健服务的权利。从事直接接触有毒有害物质、有感染传染病危险工作的护士,有依照有关法律、行政法规的规定接受职业健康监护的权利;患职业病的,有依照有关法律、行政法规的规定获得赔偿的权利。

(3)护士有按照国家有关规定获得与本人业务能力和学术水平相应的专业技术职务、职称的权利;有参加专业培训、从事学术研究和交流、参加行业协会和专业学术团体的权利。

(4)护士有获得疾病诊疗、护理相关信息的权利和其他与履行护理职责相关的权利,可以对医疗卫生机构和卫生主管部门的工作提出意见和建议。

2.护士的义务

根据《护士条例》的规定,护士应履行以下义务。

(1)护士执业,应当遵守法律、法规、规章和诊疗技术规范的规定。

(2)护士在执业活动中,发现患者病情危急,应当立即通知医师;在紧急情况下为抢救垂危患者生命,应当先行实施必要的紧急救护。护士发现医嘱违反法律、法规、规章或者诊疗技术规范规定的,应当及时向开具医嘱的医师提出;必要时,应当向该医师所在科室的负责人或者医疗卫生机构负责医疗服务管理的人员报告。

（3）护士应当尊重、关心、爱护患者,保护患者的隐私。

（4）护士有义务参与公共卫生和疾病预防控制工作。发生自然灾害、公共卫生事件等严重威胁公众生命健康的突发事件,护士应当服从县级以上人民政府卫生主管部门或者所在医疗卫生机构的安排,参加医疗救护。

五、其他专业技术人员管理

(一)医院其他专业技术人员现状

随着社会的进步和科学技术的不断发展,医院的功能在不断地扩展,医院内其他技术人员在医院中所起到的保障性和创造性的地位日益重要。医院内其他专业技术人员的门类较多,各医院的配备也有较大差异,其重要性往往与他们的岗位特点又密切相关。近年来,医院其他专业技术人员数量呈现递增趋势,每年平均以 4.7％的速度递增。至 2008 年,全国医院共有其他技术人员 14.5 万人,约占医院人员数的3.9％。相对于医师、护士等卫生专业技术人员,其他技术人员在医院内所占的比例相对较少,但在医院总体工作中却占有不容忽视的位置和作用。

(二)其他专业技术人员

1.工程技术人员

医学工程技术人员在医院中的主要任务包括对医院设施、建筑、装备等进行规划、选择、维护、管理等工作,以保证医院各种现代化装备与设施的正常运行。

随着现代医学与工程技术的相互结合、相互渗透,大量高新科技已在许多医用电子仪器设备上得以广泛应用,诊疗过程对医疗设备的依赖使医疗设备正成为疾病诊疗的重要因素,甚至是必要条件,同时先进的医疗设备也已成为医院现代化的重要标志之一。医院的医学工程技术人员已不再是传统意义上的设备维修者,而是成为诊疗过程的保障者,医学工程技术人员在诊疗过程中的作用日益重要。这就要求医院医学工程技术人员一方面要掌握医疗设备的性能和使用,另一方面还要掌握一定的医学知识,这样才能积极配合医师的诊疗,进一步提高医疗水平。所以,医学工程技术人员不仅要具有扎实的工程知识和技术,还要了解医疗设备的新进展以及与医学诊疗方法的关系。因此配备一支精干、基础知识扎实、技术全面的医学工程技术队伍,对于医疗设备的维护和保障对于医院的运转和医疗水平的提高至关重要。

2.信息技术人员

目前,我国医院信息化建设已经经历 20 年的历程,医院信息化已成为医疗活动必不可少的支撑和手段。信息管理系统涉及医院的"患者出入转管理""收费管理""电子病例管理""电子处方"等数十个业务管理系统,很难想象,没有计算机和网络,医院的门诊和住院业务该如何处理。信息技术人员对于医院信息化起着关键作用,但相对于医师、护士,其还是一支新兴的队伍,如何去选拔、配备,技术水平要求如何等一系列问题仍需医院去面对。因此,医院管理者应关注这支队伍,完善相应标准和管理办法,建设一支满足医院信息化需求的信息技术队伍。

3.医院财务人员

随着改革的深入,尤其是医药卫生体制改革的逐步实施,医院经济运行环境发生着巨大变化。医院财务人员作为医院管理队伍的重要组成部分,除承担日常财务管理工作之外,还承担着为医院的经济决策提供科学、可行的参考意见的职责,这不仅关系到医院财务的正常运转,更关系到医院的生存和可持续发展。而传统的财务人员已难以满足当前医院发展的需要。2009 年 4 月出台的《中共中央、国务院关于深化医药卫生体制改革的意见》(以下简称医改意见),对于建立规范的公立医院运行机制方面明确提出:"进一步完善财务、会计管理制度,严格预算管理,加强财务监管和运行监督。"在医院管理人员职业化发展的背景下,总会计师岗位的设立变得更加紧迫与现实:①由总会计师主抓医院的财务管理,可发挥专才管理的优势,强化医院财务管理工作,完善医院财务监督机制,提高财务人员的整体素质。②建立总会计师制度可进一步健全和完善医院内部管理控制制度,也便于统一协调与财务管理相关的多部门的工作,提高管理效率,明确管理责任。③总会计师的加入有利于优化医院领导班子的素质结构,使医院经营管理决策更加科学合理。④设置总会计师制度是医院职业化管理的要求,也是医院由"专家管理"向"管理专家"过渡的有效途径。

4.医院图书、档案管理人员

图书、档案管理各自独立而关系又十分密切,均是对医学情报信息进行搜集、加工、整理、存储、检索、提供利用的过程。在这个过程中,它们所采取的方法和手段有不少比较相似:档案信息资源加工、输入输出的过程就是将档案转化为一次、二次、三次文献,满足读者阅读需要的过程,这与图书馆的文献信息资源的收集、整理和提供过程大同小异。在现代化科学管理方面,如电子计算机、现代化通信技术、文献缩微技术、光学技术、数字化技术以及防灾系统等的应用,医学图书馆实现网络化,医学文献信息资源共建共享,医学档案馆也在向这方面努力。

　　医院图书馆属专业图书馆,它是医院文献信息交流的中心,是为医疗、科研、教学和管理等各项工作收集、储存、提供知识信息的学术性机构。它的服务对象是医院的医、教、研人员。其藏书及文献资料均以医学专业为主,兼顾相关学科、前沿学科及综合学科。医院图书馆在推动医学科学发展和医院现代化建设中起着重要作用。在"信息"爆炸的当今社会,要对浩如烟海的医学文献进行有效的开发、交流和利用,特别需要一支业务水平高、思想素质好的图书馆现代化专业队伍。

　　21世纪是信息和网络科技时代,医院管理信息化、规范化已成为医院发展的必然趋势。随着医院管理向科学化、现代化和标准化发展,档案工作已成为医院管理的重要组成部分。在科技进步日新月异、知识创新空前加快的时代,对档案人员的综合素质提出了越来越高的要求,造就一支具有坚定理想信念、掌握现代科技知识和专业技能、胜任本职工作、富有创新能力的档案干部队伍,已经成为医院管理工作的当务之急。

　　在信息时代,医院档案管理机构的社会角色将发生重大改变,其功能将由传统的以档案实体管理为中心转变为以档案信息管理为中心,借助互联网实现档案信息资源共享。因此,档案人员不仅要有较强的档案管理业务知识,同时,在未来的一段时期,正确地运用和管理电子文件、电子归档系统的开发和应用、网上发布档案资料信息,为社会提供方便快捷的档案信息服务,将成为档案人员的主要学习内容。

　　随着医疗卫生体制和社会医疗保险制度改革的不断深入,对医院档案管理工作提出了新的要求。医院档案管理工作如何去适应新的挑战和机遇,更好地服务于医疗、教学、科研等工作,是新时期面对的新任务、新课题。

第三节　医院管理人员管理

一、医院管理人员概述

　　医院管理人员从事着医院的党政、人事、财务等管理工作,在整个医院的运转中发挥着举足轻重的作用。我国现有23.4万名医院管理人员,占医院人员数的6.3%。但人员结构方面中存在着"五多五少"特征,即低层次学历的多,高层次学历的少;医学专业的多,管理专业的少;愿意从事医疗工作的多,愿意从事管理工作的少;领导层兼职的多,专职的少;靠经验管理的多,靠科学管理的少。医院管理人员的现状已经成为制约我国医院发展的瓶颈之一。

医院管理人员按照医院的管理层级分类,医院管理人员可分为三个层次:第一层次为决策层,主要指由医院行政和医院党委组成的医院领导班子;第二层次为管理层,主要指医院办公室、党委办公室、人力资源部、医务部、科教部、规划财务部、护理部、门诊部、总务部、党支部、工会、团委等中层管理部门人员;第三层次为操作层,主要指医院各业务科室的科主任、护士长、党支部、工会分会、团支部等组织。

二、任职条件

医院管理人员应遵守宪法和法律,具有良好的品行、岗位所需的专业能力或技能条件,适应岗位要求的身体条件。管理岗位一般应具有中专以上文化程度,其中六级以上管理岗位一般应具有大学专科以上文化程度,四级以上管理岗位一般应具有大学本科以上文化程度。各等级岗位还应具备以下基本任职条件:①三级、五级管理岗位,须分别在四级、六级管理岗位上工作2年以上。②四级、六级管理岗位,须分别在五级、七级管理岗位上工作3年以上。③七级、八级管理岗位,须分别在八级、九级管理岗位上工作3年以上。

三、管理人员职能

医院领导层是医院管理的核心,是医院的决策者、行动的指挥者、行为结果的责任者。中层职能部门是决策层与执行层的传动结合部、是决策层与主要业务子系统信息集散、整合的枢纽,是领导层的参谋和助手,是领导联系基层群众的纽带,各职能部门负责人和其下属的管理人员既为领导当好参谋,执行管理决策,承担从事具体的管理任务,又为业务部门和员工提供具体的服务。

医院领导者根据国家卫生工作方针、卫生事业发展规划和国家有关政策承担领导职责。同时通过授权与分权,组织中层职能部门负责人和一般管理人员参与,履行以下职能。

(一)规划与计划

规划和计划是管理过程的初始环节,是引导机构发展战略思考的结果,是对发展前景的科学预测与设计。领导者通过规划确定机构的发展目标以及实现目标的途径和方法,并围绕发展目标全面运筹所在卫生机构的人、财、物、信息等资源。

(二)组织与授权

组织职能包含对有形要素和无形要素的组织。其中有形要素包括建立相适宜的内设机构及其职责、任务,选拔适宜的人员担任相应的职务并授予相应的职权;确定业务技术工作的架构;配置仪器、设备、设施;建立各项规章与工作制度等。无形要素包括明确的工作职责划分和合理的分权与授权;建立追求共同目标、理想的内部关系;建立相互间的默契配合,思想与意志的沟通渠道以及协调一致的、有效运行的发展机制。无形要素是机构生存和发展的灵魂所在。

(三)决策与指挥

领导者必须对机构发展的目标、策略和对重大事件的处理作出决定,对如何行动提出主张,指导具体计划的实施,调动各内设机构的力量,为实现规划目标而共同努力。指挥的重点是实现对人员和公共关系的最佳整合,使机构达到高效有序运行,在提供良好卫生服务的同时,做到服务与发展互相促进,实现机构的持续发展。

(四)统筹与协调

统筹与协调包括内部协调和外部协调两个方面,内部协调是指机构的各内设部门、人员和任务在不同管理层次、不同管理环节上的协同和配合,以实现计划目标和确保各项服务活动的良性运转。在部门协调中,强调团结合作、各尽其职、顾全大局的原则;在进行人员活动协调时,强调服从大局、公平公正、人尽其才的原则;在任务协调时,讲求分清主次、突出重点、统筹兼顾的原则。外部协调系指对机构外在环境的协调,包括对上级、相关部门和单位的沟通联络,争取对本机构发展的支持与合作,求得本机构良好的发展环境。外部协调的原则是抓住机遇、积极主动、求同存异、利益共享。

(五)控制与激励

主要是指对机构计划执行情况的检查、评估与调整的过程。控制是管理者主动进行的、目的明确并与绩效考量密切相关的一种重要的管理行为。内容包括标准的制订、执行情况的监督评价、计划的调整等。

四、医院管理人员的职业化发展

随着市场经济的发展和医药卫生体制改革的不断深化以及经济全球化和我国"入世"后面临的新形势,科学化管理显得越来越重要。医院在日趋激烈的竞争中能否求得生存,其关键在于是否拥有一批职业化的具备现代管理素质的领导者。2009年3月17日《中共中央、国务院关于卫生改革与发展的决定》中明确提出:"规范医院管理者的任职条件,逐步形成一支职业化、专业化的医疗机构管理队伍"。专业管理人才将逐渐走向医院的管理岗位,医疗机构管理者职业化将成为必然。

(一)转变观念、提高认识,加快医院职业化管理队伍建设

对医院职业化管理队伍的培养是当务之急,因此,首先应得到各级卫生行政主管部门的高度重视,要在政策上予以扶持,在舆论上广泛宣传。要将之提高到战略的高度,特别需要与政府人事部门共同设计和贯彻,将选拔医院管理干部的标准提高到管理专家的标准上来,这是加快医院管理队伍职业化进程的前提。

(二)完善制度,规范医院管理人员的管理

(1)建立管理岗位职员制度,在待遇方面作相应的提高,达到稳定医院管理队伍,提高医院管理者素质的目的。在申报和晋升过程中充分考虑已在岗的管理工作者在医院管理上已作出的成绩和达到的水平。同时将管理意识渗透到医院管理者和业务员工的思想中,鼓励有识之士和有志青年加入管理队伍中来。为加快管理队伍职业化的进程营造良好的环境。

(2)探索适应现代医院要求的职业管理者选聘制度。综合运用资格认证、资产所有者推荐、董事会聘用、民主选举和公开招聘等方式、方法来选择经营者。引入竞争机制,实行优胜劣汰。医院要根据管理职能合理进行岗位设置,实行聘任制,改革目前管理人员由上级行政机关和主管部门任命委派的选任方式,建立公平、公开、公正的竞争机制,打破行政职务、专业技术职务的终身制;对一般管理人员实行职员制,制定职务条例,规范职员的聘用和管理。

(3)建立完善医院管理岗位任职条件,按岗位任职条件选聘管理岗位人员。采取一系列的措施,选拔优秀的卫生管理专业毕业生充实管理干部队伍,也可以从临床医学专业人员中选拔政治素质好,办事公正,组织管理能力强的干部队伍,强化培训,提高自身素质,增强管理能力,促进优秀管理人才的形成。医院管理层人员的聘任,应严格按照有关法律、法规和章程的规定进行,管理岗位应设立严格的准入标准:一方面对于在岗人员,必须要求其参加管理培训,经考核合格获得任职资格后才能继续上岗;另一方面对于新招聘的管理人员,应以受过管理专业学历教育的人员为主,逐步改善管理队伍的专业结构,推进职业化医院管理队伍的建设。

(4)建立职员岗位工资等级制度。通过调整工资福利制度,允许和鼓励管理作为生产要素参与收益分配,提倡管理创新,鼓励卓有成效的管理人才。构建有效的激励机制,主要包括建立与技术职称相对应的医院管理职称系列,细化管理人员职称晋升标准;实现多种形式的分配制度,如借鉴国际通行做法,实行医院管理者年薪制、绩效激励;确认管理者相应的学术和社会地位,满足管理者对荣誉感、成就感的精神需求。

(5)建立管理岗位职员考核制度。完善公正的考核机制,对管理人员的考核评价将对决策者起到直接导向的作用,公正科学的考核机制是筛选、调控机制的基础,科学的评价标准是既要看有无让群众满意的政绩,又要看是否干实事,还要看是否廉洁。对管理人才重要的是看主流、看潜力、看本质和发展,客观的评价方法 是着力改进业绩考核方法,即健全定期考核制度,建立考核指标体系,坚持定性和定量相结合,推行三维式立体型考核办法。

建立科学的评价体系。医院传统的绩效考核方式是从德、能、勤、绩四个角度出发来对管理人员进行评估,与对专业技术人员的考核相类似,这种考核方式存在一定的缺陷。管理人员的考核应当注重其管理能力而不是专业技术能力,对管理人员"重临床、轻管理"的错误行为要加以引导,使医院管理人员能够从医院的根本利益出发来做好管理工作。医院管理人员职业化的评估考核标准体系构架应遵循求是、务实、简便、易行的原则;以职业管理、规划培训、报酬分配提供依据为目的;采用制订计划、选择专家、实施方案、分析结果、考评结论、建立档案的流程方法,实施对医院管理人员职业道德考评、业绩评估和分级、分等、分类职业能力考核等。在考核中要保证考核主体的多元化、规范科学的考核程序、改进考核方法、制定科学的考核指标体系和评价标准,力求全面准确全方位地考核干部。

(三)加强培训,规范上岗

凡是从事医院管理工作的人员,必须具有卫生专业管理学历或经过系统的医院管理专业培训,掌握医院管理的知识和技能,达到管理人员职业化的需求。否则,不能从事管理工作。根据卫生部文件要求,逐步建立医疗卫生机构管理人员持证上岗制度。卫生管理岗位培训证书应当作为医疗卫生机构管理人员竞聘上岗的重要依据。规范医院管理者的任职条件,逐步形成一支职业化、专业化的医疗机构管理队伍。

第四节　工勤技能人员管理

一、医院工勤技能人员概述

在医院所有组成人员中,医护人员是直接与患者接触的第一线医疗和医技人员,他们直接负责患者的诊断、治疗和康复的所有医疗过程,医护人员的直接服务对象是患者。工勤人员通过非医疗的方法为医疗一线人员和患者提供服务,如餐饮、电梯、通信、搬运、供暖、供水、供电、安全保卫、维修、保洁、建筑等。目前,我国医院有 35 万名工勤技能人员,占医院人员总数的 9.4%。医院管理者在提高医护人员技术水平的同时,还应重视医院工勤技能人员的业务素质和思想素质的提高,注重对这支队伍的管理与建设。

二、任职条件

(1)一级、二级工勤技能岗位,须在本工种下一级岗位工作满 5 年,并分别通过高级技师、技师技术等级考评。

(2)三级、四级工勤技能岗位,须在本工种下一级岗位工作满 5 年,并分别通过高级工、中级工技术等级考核。

(3)五级工勤技能岗位,须相应技术岗位职业技术院校毕业,见习、试用期满,并通过初级工技术等级考核。

卫生事业单位主管部门和医院要在各类各级岗位基本条件的基础上,根据国家和省有关规定,结合实际,研究制定相应各个岗位的具体条件要求。

三、工勤技能人员的发展

(一)医院后勤工作社会化外包

在医院的改革与发展中,医院后勤保障系统成为影响医院快速发展的重要因素之一。卫生主管部门也将后勤保障系统的社会化改革作为医院改革的重要任务之一。

医院人力资源的主体是临床第一线的医、教、护、技术人员,除此之外,其他人员工作性质是辅助和服务性的。实施后勤社会化外包可以有效实现后勤人员独立经济核算,使后勤人员在市场机制作用下充分发挥自己工作的积极性和创造性,提高劳动生产率。通过全方位后勤服务社会化,可以使医院管理者摆脱

"大而全、小而全"的后勤工作日常烦琐杂乱的事务性干扰,潜心研究医疗质量的管理,集中精力于医教研等核心业务工作,不断提升医疗技术水平和医疗服务质量。医院后勤社会化改革必须遵循市场经济规律,对医院后勤管理模式、运行成本进行经济学的测算分析,科学评估,通过推行医院后勤社会化服务改革,减轻医院自身压力,节约医院有限资源,提高医院综合运营效益。

现代医院的发展,由传统的生物医学模式转为生理—心理—社会医学模式。医院后勤服务也从重点开展物质服务,走向以医院医疗服务活动需求为目标,创造方便、及时、优质、高效的以人为本的全方位服务。从一般简单的劳动服务,发展到复杂的技术性服务等。这就使医院后勤服务逐渐从"自身型"发展到"社会型",实行后勤服务社会化已成为当今国内外医院的共同选择。医院实行后勤服务社会化工作已取得明显实效,后勤工作也逐渐由单纯行政管理型向经营管理型转变。

(二)医院技能人员的规范化管理

随着社会的进步和医疗卫生事业的发展,患者对医疗服务的要求越来越高,除传统的医师、护士等卫生专业技术人员之外,在医院中从事健康服务工作的人员也逐渐增多,如护理员(工)、药剂员(工)、检验员等,已成为医院人力资源的重要组成部分。这些人员的素质和服务技能的高低直接影响着医院的医疗服务质量。以护理员为例,良好的言行、优质的服务,将会增强患者对医院的信任度,提高医院的社会效益;良好的服务可以降低医院的陪住率,促进患者的康复。专业的护理员可以协助护士工作,把护士从烦琐的生活护理中解脱出来,更多地做好技术服务,同时也为患者和家属提供了便利,解决了后顾之忧。他们已经成为医院不可缺少的特殊群体。

为加强卫生行业工人技术资格管理,1996年卫生部、劳动部联合颁发了《中华人民共和国工人技术等级标准-卫生行业》,制订了14个工种工人技术等级标准,具体包括病案员、医院收费员、卫生检验员、西药药剂员、消毒员、防疫员、护理员、妇幼保健员、配膳员、医用气体工、口腔修复工、医院污水处理工、医学实验动物饲养工。

2009年12月卫生部等六个部委联合发布的《关于加强卫生人才队伍建设的意见》中明确提出:"对卫生行业工勤技能岗位的人员,实行职业资格证书制度,加快卫生行业技能人才培养"。鉴于其工作的重要性和对医院发展的影响,医院管理者应加强管理,采用科学的手段评价、培训医院技术工人,实现队伍的标准化、规范化发展。

第三章

医院人力资源培训与开发

第一节 医院人力资源培训概述

一、培训特点和意义

(一)特点

1.培训对象

医院的员工多以知识型人才为主。知识型人才的特点在于,其工作动力并不仅仅来自物质报酬的多少,而更多的与其个人特质、心理需求、价值观念及工作方式等有关。知识管理专家玛汉·坦姆普经过大量的调查研究后认为,激励知识型员工的前四个因素分别是个体成长(约占34%)、工作自主(约占31%)、业务成就(约占8%)、金钱财富(约占7%)。因此,与其他类型的员工相比,知识型员工更重视能帮助他们学到更多知识、获得更大发展的有挑战性的工作,并且他们在工作中要求拥有更大的自主权,希望能够通过自己的努力实现个人价值。

2.培训内容

社会经济文化环境日趋复杂,患者对医院技术和服务的水平提出了更高的要求。现代医院培训不仅包括岗前培训、技能培训、晋升培训、轮岗培训等传统培训内容,而且更注重对医院文化、团队精神、协作能力、沟通技巧、患者心理等新知识的宣讲。

3.培训手段

现代医院培训注重以员工需求为导向,运用现代教育技术和网络信息技术作为培训工具和培训手段,借助社会化的服务方式而达到培训的目的。为了使员工获得需要的技能和知识,培训需要更新原有的课程设置,根据差异化的需求作出个性化的设计,培训过程中强调培训者与被培训者之间的互动,提高被培训者学习的积极性。

4.培训效果评估

现代医院培训注重对培训效果的评估。根据美国培训专家柯克帕特克开发的四级评估法,对培训效果的评估有四个层次:①反应(他们喜欢它吗?)。②学习(他们学到了什么吗?)。③行为(他们会运用所学的知识吗?)。④结果(引起医院什么变化了吗?)。

(二)意义

1.医院的竞争归根到底是人才的竞争

随着当前国内医疗卫生体制改革的不断深化,医疗结构格局日益多元化,公立医院一统天下的局面被打破,而医疗市场的份额是有限的,各大医院间的竞争日趋激烈。可以肯定,医德高尚、技术精湛的医学人才将成为医疗队伍的主流;既懂医学又擅长管理的人才将是未来医院管理的中坚力量。科学、有效、持久地做好有针对性的培训,一方面能使员工适应日益复杂的医疗环境、快速发展的医学知识的要求,一方面有利于医院保持竞争优势,夯实医院发展的根基,在激烈的竞争中立于不败之地。

2.医疗环境日趋复杂,对医务人员的能力提出了更高的要求

中国正处于社会转型期,随着社会经济的发展、人民生活水平的不断提高,人们的文化素质和法律意识都有了很大的提高,这必然从客观上对医院的技术和服务提出更高的要求。医院员工从事的是与"人"打交道的工作,但过去医学教育中,并没有设立患者心理、人文技巧等方面的课程。单凭医学知识,一线员工已深感力不从心。因此只有顺应环境的变化,在培训内容上进行有针对性的开发,提升医院员工知识、技能,才能使医院员工更好地适应环境的变化。

3.医学知识更新换代迅速,需要医务人员随时补充新知识、新技能

随着疾病谱的不断扩大,医疗卫生行业的知识和技术也不断更新,且知识、技术更新的速度日益加快,很多治疗方式和方法在3～5年就会更新换代。医院想要为患者提供更高质量的服务,提高自己的业务素质,得到更多的尊重,都需要对医疗知识和技能予以提升。这显然是一次性教育所不能完成的,这需要不断地学习,不断地培训才能获得。

总之,人力资源的培训和开发是医院提高自身竞争力,提高服务质量和技术水平的必由之路。医院人力资源培训既有利于医院,又有利于员工的成长,还有利于患者,更有利于整个卫生事业的进步与发展。在思想上正确认识人力资源开发和培训的重要性,建立起职业化、系统化的人力资源机构,采用制度化的人力资源培训过程,是提高公立医院人力资源培训和开发水平的可行途径。

二、培训现状与问题

(一)现状

为了规范医学人才的教育培训,完善毕业后医学教育制度,国家针对不同的人才类型制定了一系列培养制度,如住院医师规范化培训、全科医师规范化培训、卫生技术人员继续医学教育、公共卫生应急队伍培训、卫生管理干部岗位培训等。但是对于医院内部培训没有明确的规定,没有统一的负责部门。

对医师和护士的培训,多数医院已形成了一套较为固定的培训模式,如到上级医院或国外进修,参加学术会议,参加学术讲座等。当然,这种模式对医院的发展是不可缺少的,但是也有其弊端,即时间长、范围小、成本高、知识更新速度慢。对医院管理人员的培训,数量较多,需求较大。我国医院管理人员大多医学专业出身,缺少系统的管理知识的学习。而科学管理是医院必然的发展趋势,也是医院的生存之道,这对医院管理人员提出了更高的要求,但是目前的培训活动知识零散,缺少系统性、针对性。对工勤人员的培训相对较少,而医院工勤人员总体上文化水平低,大部分未经专业培训,工作中往往凭个人经验自行其是,工作质量不高。医院对这类人群缺少规范统一的岗前培训,没有统一的工作方法和标准,岗位素质、院内感染、消毒隔离、工作规章制度、工作流程等方面标准不一。

在医院培训组织机构建设方面,各医院的设置不尽相同。一般由副院长分管培训工作,由人力资源管理部、科教部、医务部、护理部中的某个部门负责,或多个部门分工负责具体组织实施,医院不同,各部门分工、职责也不相同。

(二)问题

1.重视不足

医院人力资源培训的重要性毋庸置疑,但是在很多公立医院里,处于节约成本或是医院管理者对自身任期的考虑,培训却没有被放在重要的位置上。有些医院更加重视临床技术人员的技能培训,而不重视管理等其他培训。

2.专业性不高

有很多培训针对性不强,很多公立医院没有培训开发计划,培训学习大多数临时安排,事前并没有进行科学、细致的培训开发需求分析,未能与医院发展目标和业务紧密相连,无法体现医院和员工的需求,难以做到有的放矢。

3.缺少培训评估

对培训的评估管理,是培训领域的难点。目前医院培训评估管理上普遍比较薄弱,没有较为系统、完善的评估机制。

三、医院职责

做好医院人力资源培训与开发工作,医院应设立相应的机构,承担起医院人力资源培训与开发的责任。

(一)机构设置

医院人力资源培训应在院长或副院长领导下,成立培训委员会,负责制订培训计划,监督落实情况等。由医院的科教部门、护理部门、后勤管理部门等分工合作,对医院人力资源开发与培训进行总体规划,做好不同类别人员培训的具体组织管理工作。

(二)机构职责

医院人力资源培训部门应按照计划或需求,对员工进行规范、公平的培训和继续教育。其工作内容应包括以下几个方面。

1.成立培训规划工作小组

培训规划工作小组,在主管院长领导下进行工作。工作小组成员包括医院人力资源管理部、财务部、医务部、护理部以及业务科室的负责人,也包括重点科室的专家。

2.做好培训需求的调查与分析

培训需求分析的目的是分析员工的培训需求,依此制订培训计划。在了解培训需求的前提下,能够避免医院培训工作的盲目性和随意性,做到有针对性地制订培训计划。在做医院培训中长期规划之前,应当摸清医院的一般情况,如所有人员的性别、年龄、学历、专业等;各科室、部门人员的性别、年龄、学历及知识结构;各级各类人员的知识、技能及其岗位的履职情况;医院各个时期人员流动情况;医院内部人员成长情况等,以便对医院中长期发展的人力资源需求进行预测,找到现状与目标的差距,制订有针对性的中长期培训计划。

3.制订合适的培训计划,选择合适的培训方法

确定培训需求后,就要制订相应的培训计划。培训计划对于整个培训工作将起到指导性的作用。培训方法一般包括理论讲座、具体案例研讨以及具体的技术操作。例如,对于医疗技术人员的培训应根据学习对象、学习条件、学习内容等不同情况,采用组织学术讲座、研讨会、业务考察等方式。对于行政后勤人

员的培训,可采用定期组织学习班的方式,提高其管理知识与职业修养,最后再进行定期考核。

4.监督、管理培训的组织实施

确定了培训的需求和计划后,就可以开展培训工作了。医院可根据自身的情况自己实施或外包给专业培训机构实施。培训的实施涉及培训内容的筛选、培训的时间、地点、师资、方式等的选择,培训对象的确定等。培训过程中,要特别注意培训内容与岗位工作结合,通过针对性、实用性的培训切实提高员工能力,收到实实在在的效果。

5.组织培训评估工作

培训完成后,需要对培训的成效进行评估和检查,了解培训的状态与目标的差距,及时纠正。评估不是一次性的工作,应建立一个符合现代医院人力资源管理要求的评估系统,将每一次评估发现的问题进行真正意义上的解决。这样才能发挥评估的作用,提高培训的有效性和满意度。

四、培训模式

医院人力资源培训的需求可以分为宏观和微观两个层面。微观层面需求是指针对某一类岗位胜任要求产生的培训需求;宏观层面需求是指针对医院的某一业务体系存在的问题而产生的培训需求。针对这两类培训需求,可以将培训需求分为两种模式。

(一)基于胜任力的岗位培训模式

根据胜任力需求分析,确定岗位需要具备的条件,对该岗位人员进行相关知识、技能的培训。如入职培训、岗位知识更新的培训、轮岗培训、进修培训等。

"胜任力"的概念最早由哈佛大学戴维·麦克利兰(David·McClelland)教授于1973年正式提出,是指能将某一工作中有卓越成就者与普通者区分开来的个人的深层次特征,它可以是动机、特质、自我形象、态度或价值观、某领域知识、认知或行为技能等任何可以被可靠测量或计数的并且能显著区分优秀与一般绩效的个体特征。这些特征包括知识、技能、自我形象、社会性动机、特质、思维模式、心理定势,以及思考、感知和行动的方式。

在工作分析的基础上,结合工作岗位对胜任能力的要求,寻找不足之处,进行有针对性的培训,提高员工某方面的胜任能力。例如,我国医院管理者的胜任力包括:影响力、社会责任感、调研能力、成就欲、驾驭能力、人际洞察力、主动性、市场意识、人力资源管理能力,工作中分析这些因素中哪些比较欠缺,就可以有针对性地对欠缺的能力进行培训,使其胜任所在岗位的工作。

(二)针对业务系统的立体培训模式

围绕医院的业务系统、领域,组织相关人员进行立体培训,使相关人员对这一系统、领域的工作达成共识,进而促进整个系统工作效率的提高。如医院后勤管理系统运转效率不高、各环节衔接不畅,出现这种情况,就可以通过流程立体培训,组织后勤业务相关的各个部门各个层面人员进行培训,统一思想,明确工作,进而提高医院整个系统的工作效率。

基于胜任力的岗位培训可以满足员工个人能力提升的需求,但是不能解决医院系统运行中出现的问题。在解决跨部门的人员工作衔接不好、业务系统效率不高等影响医院战略目标的问题时,针对业务系统的立体计划就凸显重要性。

立体培训的设计要重点解决好两个问题,一是系统内不同人员的培训课程设计问题,要形成一个系统的课程体系,相互衔接;二是统一理念,在系统内形成统一的口径、统一的规范和标准,实现系统运转的通畅。

第二节　医院人力资源培训的流程

流程就是多个人员、多个活动有序的组合。它关心的是谁做了什么事,产生了什么结果,传递了什么信息给谁。这些活动一定是体现组织价值的。国际标准化组织在 ISO 9001:2000 质量管理体系标准中给出的定义是:"流程是一组将输入转化为输出的相互关联或相互作用的活动"。培训流程就是培训活动中各种相互联系或相互作用的活动转化为培训结果的有序组合。

培训流程从总体上可以划分为四个阶段,分别是培训需求分析培训计划、培训实施、培训评估(见图 3-1)。四个阶段构成一个完整的流程,培训各个阶段的评估结果又为下一次的培训提供参考。

在不同的培训阶段中,医院培训部门承担的责任和扮演的角色是不同的。医院人力资源培训部门的核心工作是参与需求调研、确定培训目标及方案、协调医院内部各层面员工的参与。一些具体工作,如需求分析、培训设计、培训组织、培训评估等则可以委托专业培训机构来实施。

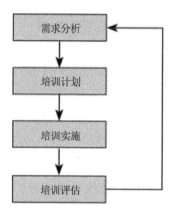

图 3-1　医院人力资源培训流程

一、需求分析

培训流程的第一个步骤是培训需求分析。需求分析是一个复杂的过程,主要以获取的信息为依据。培训需求分析要结合医院战略目标,在了解现有的政策、法律及医院情况下,确定医院的培训方向和重点。离开了医院战略目标的培训需求分析,就迷失了培训的大方向。

二、培训计划

在需求分析基础上,制订培训逻辑框架,明确培训活动的目标、产出、活动,以及相应的检测指标、评价方法、风险情况。结合需求分析和培训逻辑框架,制订培训计划。培训计划的载体就是培训计划书。培训计划书的内容要包括培训目标、对象、内容、师资、讲义/教材、方式和方法、时间、地点、经费、组织、评估方法和培训实施机构等信息。

三、培训实施

培训实施是对培训计划的落实。培训实施包括培训实施的准备阶段、实施阶段和总结阶段三个阶段。通过这三个阶段的工作,制订明确的培训日程,统筹培训师资,学员进行现场组织管理,并协调相关资源,实现既定培训目标。

四、培训评估

培训评估是对培训目标实现程度的一种评价,是贯穿于培训过程始终的活动。从项目立项阶段的需求调查开始到项目实施,到财务结算、资料存档等各个环节均需要进行评估。通过评估活动,实现培训过程和培训效果的监督、评价和指导。培训评估的内容主要包括两个方面,一是对培训内容、师资、课程等方面的评估;二是对培训组织和安排的评估。目前常用的方法是四级评估法。

第三节 医院人力资源培训的需求与计划

一、需求调查与分析

培训需求调查是培训工作的基础,主要包括调查、分析两个环节。调查、分析的范围涉及培训的时间、地点、对象、方式、内容、师资要求等。

(一)培训需求调查的方法

医院培训需求调查可以通过多种途径实现,包括资料分析法、问卷法、访谈法、头脑风暴法等,也可以寻求专业咨询公司、培训机构的帮助,分析了解医院富有个性化的培训需求。

1.资料分析法

医院培训部门通过翻阅文献资料,并利用互联网、图书馆等渠道多方收集整理有关医院人力资源培训的先进经验,以及相关前沿知识和理论,认真分析培训目标和实现途径,确定培训需要达到的理想状态,并检索相关专业文献,了解医院人才培训的现状和问题。

2.问卷法

问卷法是调查者将事先设计好的问卷(调查提纲或询问表)交给被调查者,让其在规定的时间内回答完毕,然后通过调查者收回或邮寄,进行统计汇总,取得所需的调查资料的调查方法。问卷法进行调查主要步骤如下。①列出问题清单:确定有效和优先调查的问题,突出调查重点;②设计编辑问卷:问卷要简明扼要、易于回答,以封闭性问题为主;③预测试问卷:请有关专家和被调查对象对问卷进行评估或小范围对问卷进行测试,保障问卷的有效性和可靠性;④实施问卷调查:实施时,应向被测试群体说明测试目的、要求和注意事项,取得被测试者的理解和重视,保证信息的有效性和回收率。

3.访谈法

访谈法是通过访员和受访人面对面地交谈来了解受访人的心理和行为的心理学基本研究方法,又称晤谈法。访谈时须注意几点:①确定访谈目标,也就是明确"什么信息是最有价值的,是必须得到的"。②准备全面的访谈提纲,这对防止转移访谈中心是非常关键的。③营造融洽的、相互信任的访谈气氛。通常,访谈法与问卷调查法结合使用,通过访谈来补充或核实调查问卷的内容,讨论填写不清楚的地方,探索较深层次的、较详尽的原因。访谈法在具体操作的过程中可采取多种形式完成,也可以借助电话、电子邮件或其他方式进行访谈。

4.头脑风暴法

头脑风暴法要求集中有关专家或医院相关人员召开专题会议,主持者以明确的方式向所有参与者阐明问题,说明规则,尽力创造融洽轻松的会议气氛,使与会人员尽可能多地提出培训需求的方法。头脑风暴法主要步骤如下:①将有关人员召集在一起,通常是围桌而坐,人数不宜过多(一般以十几人为宜)。②让这些人就某一主题尽快想出尽可能多的培训需求,在一定时间内进行无拘无束的讨论。③只许讨论,不许批评或反驳。观点越多,思路越广,越受欢迎。④所有提出的方案都当场记录下来,不作结论,只是产生方案或意见的过程。事后对每条需求信息的迫切程度与可培训程度提出看法,以选出当前最迫切的培训需求信息。

(二)培训需求分析

培训需求分析是一个复杂的过程,主要以获取的信息为依据,涉及组织、岗位和人员三个相互关联、相互交叉、不可分割的层次。

1.组织层次

主要是分析组织面对的相关政策、法律、市场竞争等问题,结合组织内部发展目标,以便使开展的培训活动能够围绕组织目标开展,这样培训才能被组织的管理者所认可。可以结合下列问题进行访谈:①实现组织目标,你会遇到哪些困难?②实现组织目标,你需要改变哪些行为?提高哪些技能?③实现组织目标,你缺少哪些技能?

2.岗位层次

主要是指通过对培训对象所在岗位要求的分析,了解岗位需求所需的知识、态度、技能等内容,来确定培训内容和预期培训结果。

3.个体层次

主要分析培训对象工作中的表现,了解其执行水平与实际绩效水平之间的差距,在此基础上确定培训对象应该接受培训的具体内容。

二、培训逻辑框架编制

(一)概述

为描述培训活动如何对被培训人员产生预期效果,可以采用逻辑框架的形式归纳培训目标和实现目标的途径,以确保培训目标的实现,提高医院人力资源培训管理与设计的水平。以下是逻辑框架的内容及格式(表3-1)。

表 3-1　　逻辑框架样表

项目描述	监测指标	评价方法	假设/风险
目的(总目标)			
目标			
产出			
活动			

运用逻辑框架进行分析时,需要注意的问题:①活动、产出、目标、目的之间必须有内在逻辑联系并在总体上切实可行。②监测指标是用于测定是否达到项目目的、目标、产出、活动等所采用的指标,各级监测指标都应当可测量,应具体描述数量、质量、时间、地点和目标人群。③假设与风险指必须具备的条件或因素,才能在完成项目活动时实现项目产出。设定假设与风险只包括关键性的假设,低风险假设不必列出。

(二)编制步骤

培训逻辑框架的编制一般需要经过以下几个步骤:①确定宏观目标;②确定具体目标;③确定产出成果;④确定需投入的活动;⑤检验纵向逻辑关系;⑥确定重要假设和外部条件;⑦确定可检验的指标;⑧确定指标的客观验证方法;⑨确定预算成本和验证指标及方法;⑩对整个逻辑框架的设计对照检查和核对。

三、培训计划的制订

计划,意即进行比较全面的长远的发展计划,是对未来整体性、长期性、基本性问题的思考、考量和设计未来整套行动方案。制订培训计划是实施培训的重要步骤,计划的合适与否直接决定了培训绩效。

(一)分类

医院人力资源培训计划按照范围和层次可以分为三种:培训规划、年度培训计划和培训班计划。培训规划是医院人力资源培训较长远的、宏观的、战略性的、全局性的计划;年度培训计划是制订全年的培训工作计划,按照一定的时间顺序和逻辑关系,安排确定当年的培训内容,是培训工作能够有条不紊地顺利开展的前提;培训班计划则属于具体某一培训项目的作业计划。

(二)原则

培训计划的制订一般包括以下几项原则。

(1)培训计划首先要考虑的是培训工作整体的发展和需要,要和医院整体战略目标相一致。医院培训部门应该根据自身情况,如医院发展战略、人力资源发展规划等制订具体的培训计划。

(2)培训计划的拟订,需要所有相关人员参与。

(3)培训目标要根据需求调查的结果来设定,意见要以大多数人的意见为焦点,还要善于分析判断调查中反映出来的问题,结合医院具体岗位要求,提出培训解决方案。

(4)在计划的制订过程中,应考虑设计不同的学习方式来适应学员的需要和个体差异。

(5)培训计划的制订,尽可能多地争取医院各部门主管的支持。

(6)可以考虑一些提高学员学习积极性的措施。

(7)在评估培训成效方面,应考虑学员的成长和实际工资绩效情况。

(8)注重保持培训各个环节之间的畅通并注重培训细节。

(三)步骤

医院人力资源培训部门应结合需求和培训逻辑框架,制订培训计划。培训计划遵从一定程序获得审批后,下发各执行部门及相关人员,并督促遵照执行。培训计划制订后,不是一成不变的,可根据医院战略目标的调整进行修正。

培训计划的制订包括以下几个步骤,每个步骤要明确培训工作的主要方向和基本原则。

1.培训目标

培训目标为培训计划提供了明确方向和可遵循的构架。有了目标,才能确定培训对象、内容、时间、教师、方法,并可在培训后作为效果评估的基本尺度。培训目标要与医院战略目标相结合,并具有可操作性。

2.培训对象

选择适宜的培训对象,对确保培训的有效性至关重要。医院培训部门在发出培训通知时对培训对象应有明确的要求,不区分培训对象的统一培训往往效果不佳。

3.培训内容

根据培训目标和培训调研分析的结果,来确定培训内容。一般来说,培训内容涉及知识培训、技能培训、态度培训、思维技能培训、行为习惯培训等类型,究竟该选择哪个方面的培训内容,应根据培训目标而定。

4.培训方式和方法

培训方式总体上可以分为面对面培训和远程培训两种方式。具体的方式和方法取决于培训的目标、内容和对象。

5.培训时间

制订培训班计划时,有必要确认合适的培训时间。培训时间与培训方式、培训的内容直接相关。

6.培训地点

培训地点的选择主要应考虑培训环境的设计,其中培训内容及培训方法决定着培训场所及设备需求。如果条件许可,离开医院原有环境进行培训一般效果更好。

7.培训师资标准

根据培训内容和培训对象情况,确定培训师资的标准。来自不同岗位、不同背景的师资各有其自身优势和缺点,师资的选择,要根据培训目标以及由此确定的培训内容及要求来决定。

制订计划时,还应考虑备选师资,如果首选师资因特殊或紧急情况不能按计划承担工作,需有备选师资替代,才能不影响整个培训计划的实施。

8.确定培训资料

培训资料包括师资提供的讲义资料和培训组织者提供的参考资料两部分。制订计划时需明确该培训班选用何种培训资料,如没有现成的培训教材可选,则应考虑编制教材和讲义。

9.培训经费

一般来讲,在制订年度计划时即为各个培训班作出了粗略的预算,而在每个培训班筹备之初,还需要作出更详细的预算,要尽可能详尽和准确,保证有足够的资金支付培训所需费用,避免培训班因经费不足而影响培训质量。

10.评估方法

为保证培训质量和效果,在设计培训班时应该把准备采取的评估方法确定好,作好充分的相应准备。评估方法有很多,应根据培训目标、培训内容和培训对象等因素,确定适宜的评估方法。

11.奖惩措施

对培训优秀的员工采取晋级、提薪、奖金或是其他的方式进行奖励,而对培训不合格的员工应该进一步加强管理。

12.实施机构选择

培训班组织实施的过程中,因为人力方面、专业方面等因素,培训部分环节或者整个培训班可以委托专业培训机构协助完成,从而提高培训质量,提高医院培训部门的工作效率。

(四)内容

培训计划主要内容应包括培训目标、对象、内容、师资、讲义/教材、方式和方法、培训时间、地点、经费、组织、评估方法等。以下是培训班计划样式(图 3-2)。

××××× 培训计划

一、培训目标
二、培训对象
三、培训内容
　(一)课程模块设计
　(二)培训专题
四、培训时间和方式
五、师资
六、经费预算
七、工作分工

任务	负责机构	完成时间

八、日程表

时间、	内容、	主讲
主持人:		
9:00～9:30	开幕式、合影	医院有关领导
9:30～11:30	×××专题	×××讲师
11:30～12:00	提问与讨论	×××讲师
12:00～13:30	午餐	
主持人:		
13:30～17:00	×××专题	×××讲师

九、培训评估
　(一)评估目标
　(二)评估方法

图 3-2　培训班计划样表

第四章

人事档案管理

第一节　人事档案的收集

一、人事档案收集的概念与地位

所谓人事档案收集工作,就是指人事档案管理部门通过各种渠道,将分散在有关部门所管人员已经形成的符合归档范围的人事档案材料收集起来,汇集成人事档案案卷的工作。

人事档案收集是人事档案部门取得和积累档案的一种手段,在人事档案工作中具有重要的地位与作用。

(一)它是人事档案工作的基础

人事档案收集工作可以提供实际的管理对象,只有将人事档案材料完整齐全地收集起来,才能为科学地整理和鉴选等各项业务工作的开展准备了物质条件,打下坚实的基础。如果没有收集工作,人事档案工作将成为无源之水、无米之炊;如果收集工作不扎实,收集到的档案材料残缺不全,或者只收集到一些零散杂乱、价值不大的人事档案材料,人事档案整理和鉴别将会遇到无法克服的困难。可以说,收集工作的质量,制约着各项业务工作的开展和管理水平的提高。

(二)它是实现人事档案集中统一管理的基本途径

由于人事档案来源的分散性和形成的零星性,而使用档案又要求相对集中,特别是一个人的材料必须集中一处,不应分散在不同地方,其分散性与集中使用就成为人事档案工作的矛盾之一,必须通过收集来解决这个矛盾。所以说,它是实现人事档案集中统一管理的基本途径。

(三)它是人事档案发挥作用的前提

人事档案材料收集得齐全完整、内容充实,能全面真实地反映一个人的历史与现实全貌,做到"档如其人""档即其人",才能使其发挥应有的作用,才能帮助组织人事部门更好地了解人和正确地使用人,才能使贤者在职、能者在位;否则会产生"无档可查"或"查了不能解决问题"的现象,影响对人才的正确评价与使用,甚至导致错用人或埋没人。

二、人事档案材料的收集范围

人事档案材料的收集必须有明确的范围。每个人在社会实践活动中形成的材料是多方面的,有的属于文书档案范围,有的属于专业档案范围,有的属于人事档案范围。根据各类档案的特点与属性,准确划分各自的收集范围,可以避免错收、漏收,是做好收集工作的先决条件。根据干部人事档案材料收集归档规定的精神,主要涉及以下范围。

(一)从内容上看

各类人事档案需要收集的基本材料包括以下内容。

(1)履历、自传或鉴定材料:各种履历表、登记表、本人或组织写的个人经历材料、本人写的自传及各种鉴定表。

(2)政审材料:审查结论、复审结论、甄别平反结论或决定、通知、批复、组织批注意见、带结论性的调查报告、证明材料、本人交代和本人对组织结论签署的意见和对有关问题的主要申诉材料。

(3)纪检案件材料:处分决定、批复、通知、调查报告、复查、甄别、平反决定、本人决定、本人检讨、申诉、本人对处分决定签署的意见的复制件或打印件。

(4)职务任免、调级、出国人员审查材料、任免呈报表、调动登记表、调级审批表、出国人员审查表。

(5)入党入团材料:入党志愿书、入团志愿书、入党申请书、入团申请书(包括自传材料)、转正申请书、入党入团时组织上关于其本人历史和表现,以及家庭主要成员、社会关系情况的调查材料。

(6)司法案件材料:判决书复制件及撤销判决的通知书。

(7)晋升技术职称、学位、学衔审批表及工资、待遇、业务考绩资料:晋升技术职称、学位、学衔审批表、技术人员登记表、考试成绩表、业务自传、技术业务的个人小结,以及组织评定意见、创造发明和技术革新的评价材料、考核登记表、重要论文篇目和著作书目。

（8）奖励材料：授予先进模范称号的决定、通知、批复、授勋审批表、事迹材料。

（9）考核及考察材料：组织正式的考核、考察材料、考核登记表。

（10）招聘、录用、调动、任免、转业、退（离）休、辞职（退）材料：这些活动中形成的各种表格，退休、离休审批表和有关工龄、参加革命工作时间的调查审批材料，本人申请材料。此外，还有其他材料，包括出国（境）材料、各种代表会议代表登记表等材料、毕业生体检表、新录用人员体检表、个人写的思想、工作、学习总结、检查、近期的体检表、残疾登记表、死亡报告表、悼词等。

（二）从载体形式上来看

随着多种载体的共存互补，人事档案载体类型越来越多。从现有的载体看，主要包括如下内容。

（1）纸质人事档案载体，即以纸张为载体记录个人信息的档案，这是目前各级各类人事档案管理机构收集和整理的主体。

（2）非纸质人事档案载体，包括记录人事档案或者人事档案信息的光盘（光盘塔）、磁盘、数据磁带等。这类载体主要记录如下两种类型的人事档案：①电子人事文件（档案），即以数字形式记录个人信息的档案。我国人事管理工作信息化的发展及相关的人事管理信息系统建立之后，生成了不少的电子文件材料，这些材料的数量越来越大。同时，原有移交纸质人事档案也在向移交纸质档案和电子文件的"双轨制"形式过渡，由此，人事档案管理工作必须对电子文件材料进行收集。电子文件的产生和运动规律有其特殊性，其生成归档、保存和维护等一系列活动，与纸质档案有较大的差别，因而必须在新的管理理论指导下做好其收集工作，尤其是应根据《电子文件归档与管理规范》（GB/T18894－2002）及相关法规的规定，进行合理有效的管理。②声像人事档案，即以声音、形象形式等记录个人信息的档案，具有形意结合、形象逼真、能观其行、闻其声、知其情的特点，既能弥补纸质档案材料上静态了解人才的传统方式的不足，又对更直观、更动态、更全面地了解人才起到一定的作用。

三、人事档案材料的收集来源

人事档案部门管理的人事档案材料不是自己产生的，也不是档案人员编写的，是人事档案管理部门通过各种渠道收集、积累而成。人事档案材料的收集来源，从产生活动看，主要是学历教育、招聘、录用、任免、调动、转业、考察考核、专业技术职务评聘、党和群众团体组织建设、干部审查、奖惩、工资变动、出国（境）、人员流动、离退休等活动中形成的人事档案材料;从其来源看,有个人形成的,也有组织上形成的;从材料形成过程来看,既有在现实工作中由组织和个人自然形成的,也有组织上为了解个人专门情况而专门布置填写的。弄清人事档案材料的收集来源,是做好收集工作的前提条件。只有掌握了从哪里收集,收集哪些方面的内容,才能在收集工作中心中有数,抓住重点。具体来讲,人事材料的收集来源主要有两大方面。

(一)单位形成的人事档案材料

1.组织、人事、劳动部门

这是形成人事档案材料的主要渠道,由其性质和档案内容决定。组织部门的主要职责之一就是贯彻执行党的干部路线与干部政策,搞好干部管理与培训,合理调整和使用干部,加强领导班子建设和干部队伍建设。人事部门是各级政府和企、事业单位综合管理干部的职能机构,承担人事工作的计划管理、工作人员的考试录用、教育培训、任免调动、工资福利、专业技术职称评聘、离休退休、军转安置、奖励惩戒、考察考核等工作任务。劳动部门是政府综合管理企业劳动工作的职能部门,承担企业劳力管理、工人录用聘用、调配培训、劳动工资、劳动安全、劳动保险和福利、劳动政策的贯彻执行和调查研究等。通过组织、人事、劳动部门收集个人的履历表、简历表、自传材料、考核考绩材料、政审材料、鉴定材料、培训、工资升级、出国、晋升技术职称、调动、任免、离休、退休等方面的材料。各单位组织、人事与劳动部门具体承担本部门或本单位在上述工作活动中形成的人事档案材料。

2.党、团组织和政府机关

收集个人的入党志愿书、入团志愿书、入党申请书、入团申请书(包括自传材料),转正申请书及入党入团时组织上关于其本人历史和表现,以及家庭主要成员、社会关系情况的调查材料;入党、入团、党内外表彰等方面的材料,以及统一布置填写的各种履历表、自我鉴定、登记表等材料。

3.纪检、监察、公安、检察院、法院、司法部门

收集个人违犯党纪国法而形成的党内、外处分,取消处分,甄别复查平反决定,判决书复制件及撤销判决的通知书;个人检查及判决书等方面的材料。

4.人大常委、政协等有关部门

收集人大代表登记表、政协代表登记表等情况。

5.科技、业务部门

收集反映个人业务能力、技术发明、技术职务评定和技术成果评定的材料,包括评聘专业技术职务(职称)的申报表、评审表、审批表,晋升技术职称、学位、学衔审批表,技术人员登记表,考试成绩表,业务自传,技术业务的个人小结及组织评定意见,创造发明和技术革新的评价材料,考核登记表,重要论文篇目和著作书目等材料。

6.教育、培训机构

收集个人在校学习时形成的学历、学位、学衔、学习成绩、鉴定、奖励、处分等方面的材料。我国从高中生、中专生、技校学生就开始建立人事档案。大学、党校、技术学院、成人教育、自学考试、培训院校都会形成人事档案,主要包括学生登记表、考生登记表、毕业生登记表、授予学位的材料、培训结业登记表、培训证明等。

7.部队有关部门和民政部门

收集地方干部兼任部队职务方面的审批材料,复员和转业军人的档案材料。

8.审计部门(或行政管理部门)

收集干部个人任期经济责任审计报告或审计意见等材料。

9.统战部门

收集干部参加民主党派的有关材料。

10.卫生部门

收集健康检查和处理工伤事故中形成的有关材料。

此外,还可以通过各种代表大会,收集代表登记表、委员登记表等材料。通过老干部管理部门,收集一些有保存价值的材料。通过个人原工作单位,收集有关文件明确规定的应该归入个人人事档案的材料。

(二)个人形成的人事档案材料

主要指人事档案相对人形成的档案。由于个人形成者的主体不同,材料内容也有差别。干部档案中,相对人形成的人事档案材料有自传及属于自传性质的材料、干部履历表、干部登记表、自我鉴定表、干部述职登记表、体格检查表、干部的创造发明、科研成果、著作和论文的目录、入党入团申请书、党员团员登记表等。工人档案中,相对人自己形成的人事档案材料有求职履历材料、招工登记表、体格检查表、职工岗位培训登记表、工会会员登记表、入党入团申请书、党员团员登记表等。学生档案中,相对人自己形成的人事档案材料有学生登记表、毕业生登记表、学习鉴定表、体格检查表、学历(学位)审批表、入党入团申请书、党员团员登记表等。在相对人形成的人事档案材料中,从形成的程序来看,有直接形成和组织审核认可或签署意见才最终形成的区别。相对人直接形成的材料,一般只要符合完整齐全、规范真实、文字清楚、对象明确等归档要求即可归入人事档案。

四、收集人事档案材料的要求与方法

(一)收集人事档案材料的要求

1.保质保量

人事档案材料的归档范围,要有利于反映人的信息,要有利于领导的选才。

2.客观公正

人事档案材料收集过程中必须以客观真实、变化发展、全面的思想为指导,符合事实、公正客观、准确无误,以达到信息的真正价值。

3.主动及时

档案管理人员要明确自己的职责,主动联系,全面地、及时地收集人员的德、能、勤、绩等各方面现实表现的材料,鉴定、清理、充实档案的内容。归档时,注意到材料的准确性、可靠性和典型性。并将新的变化随时记入卡片,为查阅提供迅速、方便的服务,起到"开发人才的参谋部"作用。

4.安全保密

人事档案材料收集过程中,要注意人事档案材料物质安全和信息内容安全,不丢失损坏,不失密泄密。人事档案材料丢失后很难补救,会造成相对人或某一事件上档案材料的空白,档案发挥作用会受到影响。人事档案信息内容泄密,既违反保守国家机密的原则,又可能侵犯个人的隐私权,对组织和相对人造成不应有的损害。

(二)收集人事档案材料的方法

1.针对性收集

掌握人事档案材料形成的源流和规律,把握收集工作的主动权,有针对性地收集有价值的人事档案材料。

2.跟踪性收集

跟踪每一个干部或人才的活动及变化情况进行收集。

3.经常性收集

人事档案的收集工作不是一劳永逸的,也不是突击性的活动,而是贯穿于人事档案工作始终的一项经常性的工作。应了解人事档案材料的形成时间与范围,指导形成单位与个人注重平时的经常性收集,始终保持收集渠道的畅通,促使他们主动做好人事档案材料的积累和归档工作。

4.集中性收集

一是以时间为界限,实行按月、季、年终为集中收集时间;二是根据各个时期组织、人事部门的中心工作,及时有效地集中收集人事档案材料,如党代会、人代会、政协会议换届、调整领导班子、考核干部、工作调整等活动结束时,就是集中收集人事档案的最佳时机。

5.内部收集

对本单位组织、人事、劳动工作中形成的人事档案材料的收集。

6.外部收集

对外单位形成的人事档案材料的收集。主要通过设置联络员、召开联席会议等方式收集。上述方法一般需要结合使用。如针对性与跟踪性相结合、经常性与集中性相结合、内部收集与外部收集相结合。

尤其需要提出的是,随着信息技术的普遍使用,利用网络收集电子人事档案和人事档案信息已经成为人事档案管理一个需要关注的方面。这不仅可以节约大量的人力,而且有助于人事档案信息的整理和提供利用。

五、人事档案的收集制度

人事档案材料的收集,是一项贯彻始终的经常性工作,不能单纯依靠突击工作,应当建立起必要的收集工作制度。主要包括如下内容。

(一)归档(移交)制度

归档(移交)制度是关于将办理完毕的人事档案材料归档移交到人事档案机构或档案专管人员保存的规定。其内容包括归档范围、归档时间、归档要求。归档范围与要求在前面已经讲过,这里主要讲归档时间。根据《干部人事档案材料收集归档规定》的精神,归档时间规定为形成干部人事档案材料的部门,在形成材料的 1 个月内,按要求将材料送交主管干部人事档案的部门归档。各单位与部门在日常工作活动中形成的,属于人事档案管辖范围的材料,都应当及时地移交给人事档案部门,以使人事档案能够及时地、源源不断地得到补充。如对各级单位的党、团组织、人事与业务部门,应当本着档案工作中分工管理的精神,对现已保管的档案进行检查,发现属于人事档案范围的文件材料,应及时移交给人事档案部门;对于各单位的保卫部门,应当在员工的政治问题得到妥善解决之后,将结论、决定及相关重要材料送交人事档案部门归档;纪律检查和行政监察部门应当将有关人员的奖惩决定及重要材料送人事档案一份以备案。

(二)转递制度

主要指对于调动工作离开原单位人员档案转到新单位的规定。原单位的人事档案部门,应及时将本单位调入其他单位工作人员的人事档案材料,转递至新单位的人事档案部门,以防丢失和散乱。

(三)清理制度

人事档案部门根据所管档案的情况,定期对人事档案进行清理核对,将所缺材料逐一登记下来,有计划、有步骤地进行收集。

(四)催要制度

人事档案部门在日常工作中不能坐等有关部门主动送材料,也不能送多少就收多少,应当经常与有关单位进行联系,主动催促并索要应当归档的人事档案材料。如果有关单位迟迟不交,人事档案部门应当及时发函、打电话或者派人登门索要,一定要注意做到口勤、脚勤、手勤,以防漏下某些材料。

(五)及时登记制度

为了避免在收集工作中人事档案材料的遗失和散落,人事档案部门一定要做好档案材料的收集登记制度。就目前情况看,主要存在两种登记制度:一种为收文登记,即将收到的材料在收文登记簿上逐份登记;二是移交清单,由送交单位填写,作为转送或接收的底账,以便检查核对。

(六)检查制度

根据所管辖人事档案的数量状况,人事档案管理部门应在每季度、半年或一年对人事档案进行一次检查核对,将那些不符合归档要求的材料,立即退回形成机关或部门重新制作或补办手续;剔出不属人事档案归档范围的材料退回原单位处理。另外,根据人事档案之间的有机联系,如果发现缺少的材料,应当填写补充材料登记表,以便补齐收全。

(七)随时补充材料制度

组织、人事及劳资部门为了了解员工各方面的情况,及时补充人事档案的内容,应当根据工作需要和档案材料的短缺情况,不定期地统一布置填写履历表、登记表、自我鉴定、体检表等,以便随时补充人事档案材料,使组织上能比较完整地掌握一个人的情况。在利用信息系统时候,需要将收集到的材料及时补充到系统中,及时更新系统信息,或者一旦系统收到重要的人事档案时,也需要将该电子档案制成纸质硬拷贝保存。这是一个双向的过程,其根本目的是在当前的

"双套制"下,系统的信息管理与实体档案管理基本保持同步。

六、人事档案材料收集与补充的重点

目前新形势下的人事工作需要的是人事档案内容新颖、能够全面地反映个人的现实状况,尤其需要反映业务水平、技术专长、兴趣、工作业绩及个人气质等方面的材料,而当前的人事档案收集工作恰恰不能满足这种需求。要改变这种状况,人事档案部门应当确定当前收集工作的重点,如应重点收集反映业务水平和技术专长、发明创造、科研成果的鉴定、评价、论著目录等材料,反映重大贡献或成就、工作成绩的考察和考核等材料,反映学历和专业培训的材料,出国、任免、调动等方面情况的材料等,都应算作收集的重点。在业绩方面,除了现在已归档的外语水平、科技成果,评审职称形成的业务自传材料,还可建立现实表现专册。专册包括专业人员每年的自我小结和组织上的全面考核,包括工作实绩、科技开发、思想修养等,这样便于在选拔优秀人才时,也注重工作业绩的考核,对人具有现实性的了解。兴趣爱好体现了人的知识的广度和深度。将兴趣融入工作中,可以充分发挥自己的能量。组织部门注意观察和记录人的兴趣爱好,可以全面地考察、认识干部,用人之所长。同时,人与人之间气质的合理配置对事业的发展也有较大影响。现代科学研究认为,人的气质有不同的类别,而不同的岗位需要具有不同气质的人员。了解人的气质有利于人才合理配置。当然,这项工作的收集要有个逐步形成的过程,经过一段时间的接触,多方摸底,才能了解人的气质特点。

第二节 人事档案的鉴定

一、人事档案鉴定的概念与作用

(一)概念

人事档案的鉴定是指依照一定的原则与规定,对收集起来的人事档案材料进行真伪的鉴别和价值的鉴定,再根据它们的真伪和价值进行取舍,将具有保存价值的材料归入档案、确定保存期限,把不应当归档的材料剔出销毁或转送其他部门予以处理的一项业务工作。收集的材料,必须经过认真的鉴别。属于归档

的材料应真实,完整齐全,文字清楚,对象明确,手续完备。需经组织审查盖章或本人签字的,盖章签字后才能归入人事档案。不属于归档范围的材料不得擅自归档。

(二)人事档案鉴定工作的作用

(1)人事档案材料的鉴定工作是归档前的最后一次审核。这项工作决定着人事档案文件材料的命运,关系到人事档案质量的优劣和能否正确的发挥作用,是保证人事档案完整、精练、真实、实用的重要手段。

(2)人事档案材料的鉴定工作是人事档案管理工作的首要环节。对于收集起来的杂而乱的人事档案材料进行清理和鉴别,确定和进行取舍,是人事档案系统整理工作的基础和前提。假如略去这一环节,不该归档的没有清理出去,该归档的又没有收进来,就会直接影响后面的诸环节,甚至造成整个工作的全部返工。

(3)人事档案材料的鉴定工作对其他各项业务工作具有积极的促进作用。鉴定工作与其他环节工作有着紧密的联系,通过鉴别工作,可以促使档案人员重视人事档案材料的质量,能发现哪些档案材料不齐全,以便及时收集,同时还可以提高收集工作在来源上的质量,不至于把一些不必要的、没有价值的材料都收集起来。再如鉴别工作的质量高低,直接关系到人事档案保管工作,通过鉴别,把那些不需要归档的材料从档案中剔除出去,减少档案的份数,可以节约馆库面积,有利于保管工作。此外,鉴别工作还可以促进人事档案利用工作的开展。鉴别工作中取舍恰当、合理,就能保证人事档案的真实性和精练性,否则一旦该归档的材料销毁了,就不可复得了,会给党的事业造成不必要的损失。

(4)人事档案材料的鉴定工作是正确贯彻人事政策的一项措施。通过鉴别,将已装入人事档案中的虚假不实材料剔除出去,可以为落实人事政策提供依据、消除隐患,保证党的组织人事路线、方针政策的贯彻执行。

(5)人事档案材料的鉴定工作有利于应对突然事变。突然事变是指战争、水灾、火灾、地震等天灾人祸,往往突发性强,难以预料。如果能对人事档案价值进行区分鉴别,遇到突发事变后,就有利于重要价值档案的抢救与保护,减少不必要的损失;反之,如果不对人事档案进行鉴定,不区分有无价值、不区分价值大小,遇到突然事变后就会束手无策,不能及时抢救珍贵和重要价值的人事档案,造成"玉石俱毁"。

(6)人事档案材料的鉴定工作有利于确定人事档案的保存期限,提高人事档案的质量和利用率,满足社会长远需要。因为人事档案不仅对现在有用,而且对今后还有查考利用价值,通过鉴定,使真正有价值的人事档案保存下来,可以造福子孙后代,让未来的研究者不必花更多的时间和精力去鉴定、挑选、考证有关人物的材料,可以为后人查询历史人物和历史事件提供依据和参考。

二、人事档案鉴定工作的内容

从总的方面来看人事档案鉴定的内容,主要包括对收集起来的人事档案材料进行真伪的鉴别,将具有保存价值的材料归入档案;制定人事档案价值的鉴定标准,确定人事档案的保管期限;挑出有价值的档案继续保存,剔除无须保存的档案经过批准后销毁;为进行上述一系列工作所作的组织安排。从具体方面来看人事档案鉴定的内容,可分为两大部分,即人事档案真伪的鉴别内容与人事档案价值鉴定的内容。

(一)人事档案真伪的鉴别内容

人事档案鉴别工作应当本着"取之有据,弃之有理"的原则来进行,即凡是确定有关材料应当归档就要符合有关规定;凡是确定要剔出处理某些材料,要有正当的理由,尤其是剔出应当销毁的材料,一定要非常谨慎;要严格按照有关政策和规定办事,不该归档的材料,一份也不能归档;应该归档的材料,一份也不能销毁。人事档案鉴别工作的内容范围大致包括以下几个方面。

1.判断材料是否属于本人

鉴别这个问题的主要方法是辨认姓名的异同。下列 3 种情况比较容易混淆。

(1)同姓同名:这是最容易混淆也最难发现的一种情况。对这种情况的辨认方法是逐份地核对同姓同名的材料,尤其是核对材料上的籍贯、年龄、家庭出身、本人成分、入党时间、参加工作时间、工资级别等情况是否相同、主要经历是否一致。为了达到互相印证的目的,要尽可能地多核对一些项目,使鉴别结论有可靠的依据和基础。

(2)同姓异名或异姓同名:这是收集人事档案材料时造成的。鉴别时要特别留心材料上的姓名,对那些姓名有某些相同之字的材料,更要提高警惕。如果在鉴别材料时只注意看内容,而不大注意看姓名,就很容易让那些同姓异名或异姓同名的材料蒙混过去。

(3)一人多名:有的人在不同时期有不同的名字,如儿童时期有乳名,上学时有学名,还有的人有字号、笔名、化名、别名等,如果不认真辨认,就很容易使一个人的档案材料身首异地。辨别这种情况的方法有 3 种:第一,核对后期材料姓名栏内曾用名,是否有与前期原名相同的名字;第二,清查档案内是否有更改姓名的报告和审批材料;第三,将不同姓名的材料内容进行核对,看看每份材料的年龄、籍贯、经历等情况是否相同。

2.辨认材料的内容和作用

(1)看内容,即审核材料的内容是否与该人员的问题有关,如政审材料中所反映的内容与该人员的结论是否有内在联系,是不是结论的依据。

(2)看用途,如对于证明材料,要详细审查,看此材料用于证明谁的问题,也就是被证明人是谁,如果被证明人不是该人员,那么这份材料一般也就不是该人员的。该人员所写的证明他人问题的材料,由于它的用途不是证明该人员的,所以不该归入该人员档案中。

3.判断材料是否属于人事档案

一个人的档案材料包括人事档案内容的材料及非人事档案内容的材料两大部分。在非人事档案材料之中,有的是属于文书、业务考绩、案件等档案内容的材料,有的属于本人保存的材料,有的是应转送有关部门处理的材料,鉴别工作的任务就是将人事档案材料与非人事档案材料严格区分开来,择其前者归档,并将那些非人事档案内容的材料另加处理。常见的人事材料主要是前面讲的一些内容,在此不再赘述。

4.判断材料是否真实、准确

做人事档案工作必须讲究实事求是,来不得半点虚假和含糊其词,由此要求,人事档案材料所记述的内容必须真实而且准确,不能前后矛盾,模棱两可。在鉴别工作中一旦发现内容不属实、观点不明确、盲词不达意或词义含混的情况,应立即退回原单位重新改正。

要保持人事档案的精练,重份材料或内容重复的材料必须剔除。鉴别的时候,无论是正本还是副本,只需保留一份,多余的可以剔出。如有的人在入党之前写了许多份入党申请书,鉴别时可以只选取其中内容最完整、手续最齐全、字迹最清楚的归入本人档案的正本和副本中。近年来,各级组织人事部门非常重视个人出生日期的鉴别工作,中组部出台了《关于认真做好干部出生日期管理工作的通知》[组通字(2006)41号],要求各级组织人事部门认真做好干部出生日期的管理工作,认真核对干部的出生日期,这也是鉴定工作的一个很重要的方面。

(二)人事档案价值鉴定的内容

1.确定材料是否有保存价值

归档的材料要能反映个人的政治思想、业务能力、工作成绩、专长爱好等方面的情况。

2.剔除无价值的人事档案材料

对于一些没有价值或价值不大的材料及似是而非、模棱两可、不能说明问题、没有定论、起不了说明作用的旁证材料,不要归档,尤其对内容不真实、不准确甚至诬蔑陷害等材料更不能归入。

3.判定人事档案价值

根据一定的原则与标准确定什么样的档案需要保存多长时间,如短期、长期、永久,或者定期、永久。

三、人事档案价值鉴定的方法

人事档案价值鉴定的方法主要以下几种。

(一)内容鉴定法

人事档案内容是决定人事档案价值最重要、最核心的要素,也是最重要的方法。因为利用者对档案最普遍、最大量的利用需求,反映在对档案内容的要求上,即人事档案中记载了人们活动的事实、历程、数据、经验、结论等。所以,人事档案内容是人事档案鉴定最重要的方法。在对人事档案价值进行鉴定时,必须分析人事档案内容的重要性与信息量的丰富程度、真实性、独特性、典型性等因素。

(二)来源鉴定法

人事档案来源是指人事档案的相对人和形成机构。由于相对人和形成机构在社会生活和国家政务活动中所处的地位、职务、职称等方面的不同,对国家和社会的贡献不同,因而其人事档案的价值也有大小之分和重要程度的区别,所以人事档案来源可以作为其价值鉴定的方法之一。主要从以下五方面分析。

1.看成就或贡献

凡是对党和国家或某一地区及某一学科研究做出了贡献的人员,包括发明创造者、新学科的创始人、领导人、某运动的首倡者,发表过重要论文和著作、作品者,以及具有一技之长的人,或者某一著名建筑工程的设计者等做出了各种贡献的人员,死亡之后,他们的档案应当由原管理单位保存若干年以后移交本机关档案部门,随同到期的其他档案移交给同级档案馆长久保存。

2.看知名度

一个人在国内外、省(市)内外、县(市)内外享有较大的声誉和知名度,其人事档案的价值较大,人事档案管理部门应当对在社会上有一定威望的著名政治家、社会活动家、企业家、民主党派人士、作家、诗人、艺术家、专家、学者、各方面的英雄模范人物及其他社会名流的档案材料重点进行保管。这类人员死亡以后,在原单位保存若干年以后移交本机关档案部门,随同到期的其他档案移交给同级档案馆长久保存。

3.看影响力

影响力指的是在某一地区有重大影响的人员的影响能力。如各个方面的领袖人物、轰动一时的新闻人物、重大事件或案件的主要涉及者、重要讨论的发起者等,这些人的档案材料在其死亡后由原单位保存若干年以后移交本机关档案部门,随同到期的其他档案向同级档案馆移交并永久保存。

4.看职务级别

也就是看该人在生前担任过何种职务。一般来说,职务较高的,其人事档案材料的保存价值就较大,保管期限就长一些。如《干部档案工作条例》规定,中央和国务院管理干部死亡后,其干部档案由原管理单位保存 5 年后,移交中央档案馆永久保存。

5.看技术职称、学位和学衔

技术职称、学位和学衔是一个人在学术界的地位和专业上的造诣的突出表现。中国科学院院士、中国工程院院士、教授、研究员、高级工程师等,都在某一学术或工程技术领域中做出了一定成就,他们的人事档案材料对生前从事的科学研究、参与的社会实践、发明创造等方面,有准确而又具体的记载,能提供较多的信息,具有历史研究和现实查考意义,档案的价值较大,其人事档案由原单位档案室保存若干年以后,移交档案馆保存。

上述五方面的来源,不是孤立的,而是互有联系的,在鉴定档案价值时应综合分析研究、准确判断。

(三)时间鉴定法

时间鉴定法是指根据人事档案形成时间作为鉴定依据。一般来讲,形成时间越久的人事档案,其保存价值越大。这主要是由于年代越久的档案,留存下来的很少、很珍贵,"物以稀为贵",所以需要重点保存,这也符合德国档案学家迈斯奈尔"高龄案卷应当受到重视"的鉴定标准。

此外,还有主体鉴定法、效益鉴定法等。主体鉴定法是指在人事档案价值鉴定中,用主体需求程度与要求去评价。由于社会生活的丰富多彩,主体对人事档案的需求比较复杂。一方面,不同学历层次、不同文化素质、不同经历、不同年龄、不同历史条件下的人员,对人事档案会产生不同的要求,因而对人事档案价值的认识也是不同的。另一方面,即使同一主体,在不同时间、不同地点、不同条件下对人事档案的需求也是不同的,那么,对档案价值的认识也是有差异的。因此,在人事档案鉴定工作中也会根据主体的认知程度判断档案价值。效益鉴定法是指根据人事档案发挥的社会效益与经济效益判定档案价值。这两种方法带有很强的主观性,只能作为参考。

四、人事档案的保管期限

(一)人事档案保管期限概念及档次

人事档案的价值不是一成不变的,具有一定的时效性。档案的时效性,决定了人事档案的保管期限。人事档案期限可分为永久、长期、短期 3 种,也可以分为永久与定期 2 种。

(二)人事档案保管期限表

人事档案保管期限表是以表册形式列举档案的来源、内容和形式,并指明其保管期限的一种指导性文件。人事档案保管期限表的作用表现在 3 个方面:①人事档案鉴定的依据和标准;②可以避免个人认识上的局限性与片面性,保证人事档案鉴定工作的质量和提高鉴定工作的效率;③能够有效地防止任意销毁人事档案的现象发生。

五、对不在归档范围内材料的处理

对不归档材料的处理主要有下列 4 种方法。

(一)转

凡是经过鉴别,并不属于本人的材料,或者根本不在归档之列的材料,必须剔出,转给有关单位保存或处理。

(二)退

对于近期形成的某些档案材料,手续不够完备,或者内容还需要查对核实的,需要提出具体的意见,退回有关单位,等到原单位修改补充后再行交回。如果材料应退回去的,必须经过领导批准退回本人,并办理相应的手续。

(三)留

凡是不属于人事档案的范围,但很有保存价值的有关参考资料,经过整理以后,应由组织或人事部门作为业务资料保存。

(四)毁

经人事档案部门鉴别后,确实没有保存价值的材料,应当按照有关规定作销毁处理。销毁的材料应当仔细检查,逐份登记,写清销毁理由,经主管领导批准后,才能销毁。

六、人事档案材料的审核

人事档案材料的审核,是指对已归档和整理过的档案,进行认真细致的审查核定,以确保人事档案材料完整齐全、内容真实可靠、信息准确无误的工作。

(一)审核的主要内容

主要审核档案材料中是否齐全完整,是否有缺失、遗漏,有无涂改伪造情况;审核档案材料是否手续完备,填写是否规范;审核档案材料中有无错装、混装的现象,审核档案材料归档整理是否符合要求。

(二)审核要求

力求保证人事档案材料齐全完整、真实可靠;对档案中缺少的主要材料应逐一登记、补充收集归档;对人事档案材料中内容不真实的情况,应根据有关政策规定予以确认,确保档案中的信息真实可靠;对人事档案材料中前后不一致的材料,应进行更正。

七、人事档案的销毁

人事档案的销毁是指对无保存价值的人事档案材料的销毁,是鉴定工作的必然结果。销毁档案,必须有严格的制度,非依规定的批准手续,不得随意销毁。凡是决定销毁的档案,必须详细登记造册,作为领导审核批准及日后查考档案销毁情况的依据。

第三节　人事档案的整理

人事档案的整理工作,就是依据一定的原则、方法和程序,对收集起来经过鉴别的人事材料,以个人为单位进行归类、排列、组合、编号、登记,使之条理化、系统化和组成有序体系的过程。

一、人事档案整理工作的内容与范围

(一)人事档案整理工作的内容

人事档案整理工作的内容主要包括分类、分本分册、复制、排列、编号、登记目录、技术加工、装订。

(二)人事档案整理工作的范围

主要包括以下两方面。

1.对新建档案的系统整理

主要指对那些新吸收的人员的档案材料的整理,这部分档案材料原来没有系统整理,或者没有进行有规则地整理,材料零乱、庞杂,整理起来工作量大,比较复杂,而且随着各行业各单位新老人员的交替,这部分档案的整理工作将是连续不断的,因此必须从思想上提高对这一工作的重视程度,将其列入议事日程,及时地做好新吸收人员的人事档案的整理工作,以适应人事工作的需要。

2.对已整理档案的重新调整

由于人事档案具有动态性的特征,始终处于动态变化之中,因而对于每一个已经整理好的人事档案来说,其整理工作不是一劳永逸的,已整理好的人事档案有时需要增加或剔除一定数量的材料,这就有必要重新整理这部分档案材料,这种整理实际上是一种调整。对于那些零散材料的归档,只需随时补充,不必重新登记目录,只在原有目录上补登即可。

此外,有时根据社会的发展要求,还需对人事档案进行普遍整理。例如,为了落实党的干部政策,需要对过去形成的人事档案进行普遍的整理,清除历次政治运动中不真实的人事档案材料。

二、人事档案整理工作的基本要求

整理人事档案时,必须按照因"人"立卷、分"类"整理。具体整理过程中,需要做到以下内容。

(一)分类准确,编排有序,目录清楚

不同类型的人事档案具有不同的整理要求,但不论是何种人事档案,都需要在科学分类的基础上进行准确整理和编排;同时,随着时间的推移,新的人事档案材料不断加入,这就需要在原有的整理的基础上进行再整理,直到符合当事人最新的、最客观的记录。

(二)整理设备齐全,安全可靠

整理人事档案,事先要备齐卷皮、目录纸、衬纸、切纸刀、打孔机、缝纫机等必需的物品和设备;同时,整理人事档案的工作人员,必须努力学习党的干部工作方针、政策和档案工作的专门知识,熟悉整理人事档案的有关规定,掌握整理工

作的基本方法和技能,认真负责做好整理工作,使人事档案工作做到安全可靠。

三、人事档案的正本和副本

(一)概念及其差别

根据人事档案管理和利用需要,一个人的全部人事档案材料可分别建立正本和副本。正本和副本都是人事档案材料的内容,但是两者存在不少差别:一是管理范围不同。正本是由全面反映一个人的历史和现实情况的材料构成的;副本是正本的浓缩,是一个人的部分材料,由正本中的部分材料构成,为重份材料或复制件。二是管理单位不同。正本由主管部门保管,副本由主管部门或协管部门保管。军队干部兼任地方职务的,其档案正本由军队保管;地方干部兼任军队职务的,其档案正本由地方保管。正本与副本的建档对象不同,正本是所有员工都必须建立的,副本一般来说是县级及县级以上领导干部等双重管理干部,由于主管与协管单位管人的需要,才建立副本,供协管单位使用,对于一般员工,只需要建立正本即可。三是价值不同。正本是相对人的全部原件材料,具有较高的保存价值,其中双重管理的领导干部的档案,一般都要长久保存。副本是正本主要材料的复制件,一般在相对人死亡后,副本材料经过批准可以销毁,正本则需移交档案馆永久保存。

(二)意义

人事档案分建正本和副本,对人事档案管理与利用具有重要的意义。

1.有利于干部人事档案材料的分级管理

我国现行的人事管理制度,特别是对领导干部的管理,实行的是主管和协管的双重管理体制,即上级主管和本级协管。干部档案为了与干部工作相适应,必须实行分级管理的体制。双重管理人员的干部档案建立正本与副本,正本由上级组织、人事部门保管,副本由本级组织、人事部门保管。可以说,人事档案正本副本制度的建立,不仅有利于干部分级管理,而且可以解决干部主管和协管部门日常利用干部档案的矛盾。

2.有利于人事档案的保护

对于领导干部,建立正本和副本的"两套制"档案,分别保存在不同的地方,若遇战争、天灾人祸等不可预测的事变,档案不可能全部毁灭,一套损毁了,还有另一套被保存下来继续提供利用。

3.有利于提供利用

建立正本和副本,可以同时满足主管和协管单位利用档案的要求,大大方便了利用者。可以根据情况提供正本或副本,如果只需要查阅副本时,人事档案人员可以只提供副本,这样既便于保密,又提高了利用效率。

4.有利于延长档案的寿命

建立正本和副本两套制后,在提供利用时,可尽量使用副本,以减少正本的查阅频率,减少磨损、延长寿命。

四、人事档案的分类

目前,各类人事档案实体分类体系基本稳定,基本根据《干部档案工作条例》《干部档案整理工作细则》《企业职工档案管理工作规定》的内容分类。人事档案一般分为正本和副本,再对正本和副本进行分类。

(一)人事档案正本的分类

主要分为10类。

第一类,履历材料。履历表(书)、简历表,干部、职工、教师、医务人员、军人、学生等各类人员登记表、个人简历材料,更改姓名的材料。

第二类,自传材料。个人自传及属于自传性质的材料。

第三类,鉴定、考核、考察材料。以鉴定为主要内容的各类人员登记表,组织正式出具的鉴定性的干部表现情况材料;作为干部任免、调动依据的正式考察综合材料;考核登记表、干部考核和民主评议的综合材料。

第四类,学历、学位、学绩培训和评聘专业技术职务材料。报考高等学校学生登记表、审查表,毕业登记证,学习(培训结业)成绩表,学历证明材料,选拔留学生审查登记表;专业技术职务任职资格申报表,专业技术职务考绩材料,聘任专业技术职务的审批表,套改和晋升专业技术职务(职称)审批表;干部的创造发明、科研成果、著作及有重大影响的论文(如获奖或在全国性报刊上发表的)等目录。

第五类,政治历史情况的审查材料,包括甄别、复查材料和依据材料,有关党籍、参加工作时间等问题的审查材料。

第六类,参加中国共产党、共青团及民主党派的有关材料。

第七类,奖励材料,包括科学技术和业务奖励、英雄模范先进事迹材料,各种先进人物登记表、先进模范事迹、嘉奖、通报表扬等材料。

第八类,处分材料(包括甄别、复查材料,免于处分的处理意见),干部违犯党纪、政纪、国法的材料,查证核实报告上级批复,本人对处分的意见和检查材料,通报批评材料等。

第九类,录用、任免、聘用、专业、工资、待遇、出国、退(离)休、退职材料及各种代表会代表登记表等材料。

第十类,其他可供组织上参考的材料。人员死亡后,组织上写的悼词,非正常死亡的调查处理材料,最后处理意见,可集中放在第十类里面。

(二)人事档案副本的分类

人事档案副本由正本中以下类别主要材料的重复件或复制件构成。

第一类的近期履历材料。

第三类的主要鉴定、干部考核材料。

第四类的学历、学位、评聘专业技术职务的材料。

第五类的政治历史情况的审查结论(包括甄别、复查结论)材料。

第七类的奖励材料。

第八类的处分决定(包括甄别复查结论)材料。

第九类的任免呈报表和工资、待遇的审批材料。

其他类别多余的重要材料,也可归入副本。

五、人事档案的归类

人事档案材料分为十大类之后,应当把每份材料归入相应的类中去。归类的方法主要有 2 种。

(一)按文件材料的名称归类

凡是文件材料上有准确名称的,就可以按名称归入所属的类别中。如履历表、简历表归入第一类,自传归入第二类,鉴定表归入第三类。

(二)按内容归类

对于只看名称而无法确定类目归属的材料,应当根据其内容归入相应的类别。如果材料内容涉及几个类目时,就应当根据主要内容归入相应类目。

六、人事档案材料的排列与编目

(一)人事档案材料的排列

在人事档案归类后,每类中的档案材料应当按一定的顺序排列起来,排列的原则是依据人事档案在了解人、使用人的过程中相互之间固有的联系,必须保持材料本身的系统性、连贯性,以便于使用和不断补充新的档案材料。人事档案的排列顺序有 3 种。

1.按问题结合重要程度排列

将该类档案材料按其内容所反映的不同问题分开,同一问题的有关材料,再按重要程度排列。如对于入党、入团材料,先按入党、入团的不同问题分开,入党的材料按入党志愿书、组织转正意见、组织员谈话登记表、入党申请书、入党调查材料这一顺序排列。

2.按时间顺序排列

依照人事档案形成时间的先后顺序,从远到近,依次排列。采用这种方法,可以比较详细地了解事物的来龙去脉,掌握员工的成长和发展变化情况,同时也有利于新材料的继续补充。运用这种方法排列的有履历类、自传类、鉴定考核类和其他类。

3.按问题结合时间顺序排列

先将这类材料按其内容反映的不同问题分开,再将同一问题的有关材料按时间顺序排列。这种方法适用于反映职务、工资等方面的材料。排列时先分为职务、职称、出国、工资、离退休、退职等问题,每一问题内按材料形成时间由远到近排列。

(二)人事档案的编目

人事档案的编目是指填写人事档案案卷封面,保管单位内的人事档案目录、件、页号等。

人事档案目录具有重要作用,可以固定案卷内各类档案的分类体系和类内每份材料的排列顺序及其位置,避免次序混乱,巩固整理工作成果。编目是帮助利用者及时准确查阅所需材料的工具,是人事档案材料登记和统计的基本形式,是人事档案管理和控制工具,有助于人事档案的完整与安全。人事档案卷内目录一般应设置类号、文件题名(材料名称)、材料形成时间、份数、页数、备注等著录项目。

七、人事档案的复制与技术加工

(一)人事档案材料的复制

人事档案材料的复制,就是采用复印、摄影、缩微摄影、临摹等方法,制成与档案材料原件内容与外形相一致的复制件的技术。复制的主要作用:一是为了方便利用;二是为了保护档案原件,使其能长期或永久保存,延长档案材料的寿命。

人事档案材料的复制,应该符合一定的要求,忠实于人事档案原件,字迹清晰,手续完备。

人事档案材料的复制范围,主要指建立副本所需的材料,如圆珠笔、铅笔、复写纸书写的材料、字迹不清的材料、利用较频繁的材料。

(二)人事档案材料的技术加工

人事档案材料的技术加工,就是为便于装订、保管和利用,延长档案寿命,对于纸张不规则、破损、卷角、折皱的材料,在不损伤档案历史原貌的情况下,对其外形进行一些技术性的处理。

人事档案材料的技术加工的方法,包括档案修裱、档案修复、加边、折叠与剪裁。

(三)人事档案材料的装订

人事档案材料的装订,是指将零散的档案材料加工成册。经过装订,能巩固整理工作中分类、排列、技术加工、登记目录等工序的成果。

(四)验收

验收是对装订后的人事档案按照一定的标准,全面系统地检验是否合格的一项工作。其方法包括自验、互验、最后验收。

第四节　人事档案的统计

人事档案的统计是指通过特定的人事档案项目的数量统计,为人事管理部门提供科学参考。利用信息系统,尤其是网络化的人事档案管理信息系统,其中的"移交"或者 Excel 统计功能,可以方便地进行统计。

一、人事档案管理各环节的数量状况统计

(一)人事档案总量统计

(1)外部形式上:正本有多少,副本有多少。

(2)种类上:国家公务员档案有多少,教师档案有多少,科技人员档案有多少,新闻工作者档案有多少,一般职工档案有多少,流动人员档案有多少,军人档案有多少,学生档案有多少,每类还可以往下细分。

(3)保管期限上:永久的有多少,长期的有多少,短期的有多少。

（二）人事档案收集情况的统计

人事档案收集情况的统计包括共收集人事档案有多少。其中属于归档的材料有多少，转给有关部门的有多少，销毁的有多少，在材料来源上，各是通过哪些途径收集的，各途径收集的有多少。

（三）人事档案整理情况的统计

已经整理和尚未整理的数量有多少。通过整理需要销毁的档案材料有多少，复制的有多少，以及其他整理过程中的具体数字。

（四）人事档案保管情况统计

人事档案保管情况统计包括统计档案的流动情况和档案遭受损失的情况。

（五）人事档案提供利用工作情况的统计

人事档案提供利用工作情况的统计包括统计查阅人次，有哪几类利用者，在档案室阅览的有多少，外借的有多少。

二、档案库房和人员情况的统计

（一）档案库房设备情况的统计

统计库房设备的个数，其面积有多大，各类设备有多少，设备的保养情况等。

（二）人事档案工作人员情况的统计

应定编人数、实定编人数、实有人数、与所管档案数量的比例、工作人员的年龄状况、文化程度、从事此工作的年限、是否受过训练等情况。

第五节　人事档案的保管

人事档案保管是采取一定的制度和物资设备及方法，保存人事档案实体和人事档案信息。

一、人事档案保管的范围

人事档案保管范围主要分为以下几种情况。

（1）分级管理的人员，其全套人事档案应由主管部门保管，主要协管的部门只保管档案副本，非主要协管和监管的单位不保管人事档案，根据工作需要可以建立卡片。

(2)军队和地方互兼职务的人员,主要职务在军队的,其人事档案则由军队保管;主要职务在地方的,其人事档案则由地方保管。

(3)人员离休、退休和退职后,就地安置的,由原管理单位或工作单位保管;易地安置的,则可以转至负责管理该人员的组织、人事部门保管。

(4)人员被开除公职以后,其档案转至该人员所在地方人事部门或管理部门保管,其中干部必须由当地县或相当县级的人事部门保管。

(5)人员在受刑事处分或劳动教养期间,其档案由原单位保管。刑满释放和解除劳教后,重新安置的,其档案应当转至主管单位保管。

(6)人员出国不归、失踪、逃亡以后,其档案由原主管单位保管。

二、人事档案的存放与编号方法

人事档案的存放与编号方法主要有以下几种。

(一)姓氏编号法

将同姓的人的档案集中在一起,再按照姓氏笔画的多少为序进行编号的方法叫姓氏编号法。具体方法如下。

(1)摘录所保管的一切人事档案中的姓名,将同姓的人的档案集中在一起。

(2)按照姓氏笔画的多少,将集中起来的人事档案由少到多的顺序排列起来。

(3)把同一姓内的姓名再进行排列。先按姓名的第二个字的笔画多少进行排列,如果第二个字的笔画相同,可以继续比较第三个字的笔画多少。

(4)将所排列的姓名顺序编制索引,统一进行编号。

(5)将索引名册的统一编号标注在档案袋上。

(6)按统一编号的次序排列档案,并对照索引名册进行一次全面的清点。

编号时需要注意几个问题:①每一姓的后面要根据档案递增的趋势留下一定数量的空号,以备增加档案之用。②姓名需用统一的规范简化字,不得用同音字代替。③档案的存放位置要经常保持与索引名册一致。

(二)四角号码法

所谓四角号码法就是按照姓名的笔形取其四个角来进行编号的方法。它的优点是比较简便易学,且因为按这种方法是根据姓名的笔形来编号存放的,所以查取时就不必像按姓名笔画顺序编号法和按单位、职务顺序编号法查找那样,一定要通过索引登记来找到档案号再取材料,而是根据姓名的笔形得出档案号直接查取。

人事档案的四角号码编号法,同四角号码字典的编写原理基本相同,只要掌握了四角号码字典的查字方法,再学习人事档案的这种编号法,就比较容易了。但是这种人事档案四角号编号法同四角号编号字典的方法也有某些不同之处。它有自己特殊的规律,所以不能完全等同于四角号码编号法。

(三)组织编号法

将人事档案按照该人员所在的组织或单位进行编号存放的方法称为组织编号法。它适用于人事档案数量较少的单位,做起来比较简便。但是它也有一些弊病:一是位置不能固定,一旦该人员调离了该单位,就得改变其人事档案原来的存放位置;二是在档案增多超过了一定的限量时,就会给查找带来困难,因此使用这种方法的档案数量一般不得超过 300 个。

这种编号方法的具体过程:①将各个组织机构或单位的全部人员的名单进行集中,并按照一定的规律(例如,按照职务、职称、姓氏等)将各个组织的名单进行系统排列。②依据常用名册人员或编制配备表的顺序排列单位次序,并统一编号,登记索引名册。③将索引名册上的统一编号标注在档案袋上,按编号顺序统一存放档案。

此外,还必须注意以下两个问题:①要根据人员增长的趋势预留出一定数量的空号,以备增加档案之用。②各个组织或单位不能分得太细,一般以直属单位为单位,如果有二、三级单位,只能作为直属单位所属的层次,而不能与直属单位并列起来。

(四)拼音字母编号法

拼音字母编号法是按照人事档案中姓名的拼音字母的次序排列的编号方法,其基本原理就是"音序检字法",这种方法的优点是比较简便。

拼音字母编号法的排列次序一般有 3 个层次。

(1)先排姓,按姓的拼音字母的顺序排列。

(2)同姓之内,再按其名字的第一个字的拼音字母的次序排列。

(3)如果名字的第一个字母相同,再按这个名字的第二个字的首字母进行排列。

(五)职称级别编号法

职称级别编号法是将不同的职称级别和职位高低进行顺序排列,然后依次存放的编号方法。这种编号存放的方法,将高级干部、高级知识分子和其他特殊人员的档案同一般人员的档案区分开来单独存放,便于进行重点保护,特别是发生在突发事件时便于及时转移。这种编号方法的具体操作过程与第三种编号方法基本相同。

三、人事档案保管设施与要求

根据安全保密、便于查找的原则要求,对人事档案应严密、科学地保管。人事档案部门应建立坚固的、防火、防潮的专用档案库房,配置铁质的档案柜。库房面积每千卷需 2 030 m²。库房内应设立空调、去湿、灭火等设备;库房的防火、防潮、防蛀、防盗、防光、防高温等设施和安全措施应经常检查;要保持库房的清洁和库内适宜的温、湿度(要求:温度 14～24 ℃,相对湿度 45％～60％);人事档案管理部门,要设置专门的档案查阅室和档案管理人员办公室。档案库房、查阅室和档案人员办公室应三室分开。

第六节 人事档案的转递

由于当前新的劳动管理制度和用工制度的变化,人员的主管单位也不是永远不变的,人事档案管理部门必须随着该人员主管单位的变化及时将其人事档案转至新的主管或协管单位,做到人由哪里管理,档案也就在哪里管理,档案随人走,使人事档案管理的范围与人员管理的范围相一致,这就是人事档案的转递工作。如果人事档案的转递工作做得好,该转的及时送转,就不会造成人员的管理与人事档案的管理相脱节,原管单位有档无人,形成"无头档案",新的主管单位则"有人无档",这就很大程度地影响了人事档案作用的发挥。因此可以说人事档案的转递工作是人事档案管理部门接收档案的一个主要途径,也是一项基础性的工作。

一、转递工作的基本要求

(1)安全人事档案转递过程中必须注意档案的安全,谨防丢失和泄密现象的发生。转递人事档案,不允许用平信、挂号、包裹等公开邮寄方式,必须经过严格密封以机密件通过机要交通转递或由转出单位选择政治可靠的人员专门递送。人事档案一般不允许本人自己转递。凡是转出的档案要密封且加盖密封章,严格手续,健全制度,保证绝对安全。

（2）必须在确知有关人员新的主管或协管单位之后才能办理人事档案转递手续。依照县及相当于县以上的各级党组织、人事部门可以直接相互转递人事档案的规定，尽量直接把人事档案转递至某人的新的主管单位，不要转递给某人的主管或协管单位的上级机关或下级机关，更不能盲目转递。

（3）及时要求人事档案的转递应随着人员的调动而迅速地转递，避免档案与人员管理脱节和"无人有档""有档无人"现象的发生。《干部档案工作条例》规定："干部工作调动或职务变动后应及时将档案转给新的主管单位。"根据这一规定，人事档案部门发出调动和任免的通知时，应抄送给人事档案管理部门，以便及时将有关人员的档案转至新的主管部门；如果新的主管部门在这个人报到后仍未收到档案，应向其主管单位催要。

二、转递工作的方式

人事档案转递工作的方式分为转入和转出2种。

（一）转入

转入是指某一人员在调到新的主管单位后，该单位的人事档案部门接收其原来单位转来或转送的人事档案材料，这是人员调动过程中一个不可缺少的环节。转入的手续一般规定为如下内容。

（1）审查转递人事档案材料通知单，看其转递理由是否充分，是否符合转递规定。

（2）审查档案材料是否本单位所管的干部或工人的，以防收入同名同姓之人的档案材料。

（3）审查清点档案的数量，看档案材料是否符合档案转递单开列的项目，是否符合转入要求，有无破损。

（4）经上述3个步骤后，确认无误，在转递人事档案材料通知单的回执上盖章，并将通知单退回寄出单位，同时将转进档案在登记簿上详细登记。

（二）转出

一个人将其人事档案转出的原因不外乎以下几种：此人转单位或跨系统调动；此人的职务或职位（包括提拔和免职、降职）发生变化；此人所在单位撤销或合并了，此人离退休以后易地安置；此人离职、退职或被开除公职；此人因犯罪而劳改，刑满释放后易地安置，或到其他单位工作；此人死亡；外单位要求转递；新近收到的不属于人事档案部门管理的档案材料；经鉴别应当退回形成单位重新加工或补办手续的材料。

转出的方式主要有两种,即零散转出和整批转出。零散转出即指日常工作中经常性的数量并不很大的人事档案材料的转出,这是转出的主要方式,一般通过机要交通来完成。整批转出是指向某个单位或部门同时转出大批人事档案材料,经过交接双方协商,一般由专人或专车取送。

转出的手续。对于零散转出的档案材料必须在转出材料登记簿上登记,注明转出时间、材料名称、数量、转出原因、机要交通发文号或请接收人签字;在档案底册上注销并且详细注明何时何原因转至何处,以及转递的发文号;填写转递人事档案通知单并按发文要求包装、密封,加盖密封章后寄出。对于整批转出的档案材料,其移交手续是首先将人事档案材料全部取出,在转出材料登记簿上进行详细登记,并在底册上注明以后,还要编制移交收据,一式 2 份。收据上应当注明移交原因、移交时间、移交数量、移交单位和经办人等,收据后要附上移交清单,注明移交人姓名、职务、材料名称、数量等栏目,以备查考。

第五章

病案基础管理

第一节　患者姓名的索引

索引是加速资料检索的方法。通常索引需要将资料归纳成类、列成目录，并按特定的标记和一定顺序排列。病案中包含了很多有关患者、医师和医疗的信息，为了加速查找，都可以制成索引，如患者姓名索引、疾病索引、手术操作索引、医师索引等。

医院的工作是以患者为中心，接待着成千上万的患者。在每位就诊患者建立病案的同时为其建立姓名索引，这就标示着医院与患者建立了医疗关系。患者的姓名索引也就关联着患者和他的病案。任何医院、诊所及初级卫生保健中心都必须建立患者姓名索引，它可以是列表式的、卷宗式的或卡片形式。患者姓名索引是医疗信息系统中最重要的索引，通过它可以链接所有的医疗信息，患者姓名索引是通过识别患者身份来查找病案的，因此被称为患者主索引（patient master index，PMI）。在建立医院电子信息系统时，它将是最基础，也是应当首先考虑建立的索引。有条件的医院，应当使用计算机管理患者姓名索引。

在病案管理过程中，超过一定年限的病案可予以处理甚至销毁。但患者姓名索引不可以也不应该被销毁，它是永久性保存的资料。

一、患者姓名索引的内容

患者姓名索引中的内容可根据各医院或诊所的需要而设计。通常姓名索引中仅记载那些可以迅速查找某一病案的鉴别性资料。因此没有必要将医疗信息，如疾病诊断及手术操作等内容记录在患者姓名索引上。患者姓名索引的主要内容如下。

(1)患者的姓名(包括曾用名)。

(2)患者的联系地址(包括工作及家庭住址)。

(3)病案号。

(4)患者的身份证号。

(5)患者的出生日期(年、月、日)及年龄(也是鉴别患者可靠的信息)。

(6)国籍、民族、籍贯、职业。

(7)其他有助于鉴别患者身份的唯一性资料,如未成年人父母亲的姓名等。

(8)可附加的资料:住院和初诊科别、出院日期;治疗结果(出院或死亡);国外有些国家还要记录负责医师的姓名及患者母亲的未婚姓名。

由于姓名索引是在患者初次来院时建立的,因此比较费时,有一些资料可以在后期采集。如身份证号,它是鉴别患者最可靠的信息,理论上讲公安部门发出的居民身份证号码不存在重号,如果有可能应该让患者出示身份证,甚至采用二代身份证扫描的办法将照片信息采集下来。

姓名索引的内容也需要更新,如地址、年龄等。

二、患者姓名索引的作用

(一)查找病案

通过患者姓名索引查找病案号是它的基本功能和主要作用。

(二)支持医院信息系统主索引

患者姓名索引的内容也是医院信息系统的基本内容,其作用不只限于识别病案,还可以识别患者,联系患者所有的资料。

(三)支持患者随诊

在临床研究中,随诊是重要的环节。患者的个人信息和住址使医师可以与患者保持联系,获得患者出院后的信息。

(四)支持某些统计研究

可为某一目的的统计提供数据,如人口统计、流行病学统计等。

三、建立患者姓名索引的流程

(一)患者信息的采集

在门诊患者建立病案和住院患者办理住院手续时,应由患者填写身份证明资料,工作人员认真审核,要求每个项目填写完整、正确。

(二)核对患者身份证明资料

由病案科工作人员对患者填写的身份证明资料进行查重,以鉴别患者是否建有病案。

(三)填写患者姓名索引卡

如果患者以前没建立病案,患者姓名索引中就不会有他(她)的记录,应为其建立患者姓名索引卡(手工操作),并录入到计算机患者姓名索引系统的数据库中。

(四)患者姓名索引的保存

使用手工方法建立的患者姓名索引卡,应对患者姓名标注汉语拼音,按拼音顺序排列归入卡片柜内。也可以利用现代化的手段建立计算机患者姓名索引系统数据库,并编排储存。

由于目前不是每个医院都建立了门诊病案,因此凡有门诊信息系统的医院,均应为患者建立磁卡,磁卡的信息可以作为患者姓名索引的共享信息,只需要加入病案号,就可以成为患者姓名索引。

四、患者姓名索引的排列方法

患者姓名索引的最常见、最有效的编排方式是使用字母顺序进行排列,这在使用英文文字的国家做起来是很容易的。我国使用的是象形方块字,使用字母顺序编排索引是在有了注音字母以后才开始的,在这以前的索引是按方块字的特点采取偏旁部首和数笔画的方法。如字词典的索引、某种情况下人名单公布的顺序等。下面分别按我国及国外的不同的患者姓名索引的排列方法进行介绍。

(一)我国的患者姓名索引的排列方法

随着我国文化历史的发展,曾使用过的索引方法有偏旁部首法、笔画法、五笔检字法、四角号码法、罗马拼音法、注音字母法、汉语拼音法、四角号码与汉语拼音合用的编排法等。现常用的主要方法如下。

1.汉语拼音法

汉语拼音方法在总结了以往各种拼音方案的基础上,吸收了各种方法的优点和精华编排而成。索引的编排皆以汉字的拼音字母(即英文字母)为排列顺序。

(1)姓名索引的编排方法:①用汉语拼音拼写患者的姓名,若为手工操作则在每张姓名索引卡片患者姓名的上方标注汉语拼音。②编排顺序,将拼写好汉语拼音的姓名索引卡按英文字母的顺序排列。计算机患者姓名索引系统应能完成自动排序。排列方法:将拼写相同的姓分别按笔画的多少顺序排列,例如:Wang Wang,王(排在前)汪(排在后);Zhang Zhang,张(排在前)章(排在后)。按字母顺序排出先后,例如:张 Zhang、王 Wang、赵 Zhao、李 Li、刘 Liu 的正确排列顺序应为李 Li、刘 Liu、王 Wang、张 Zhang、赵 Zhao。拼写相同的姓再按姓名的第 2 个字的字母顺序排列,例如:Zhang Hua Zhang Yan Zhang Ying,张华、张艳、张英。若姓名的第 2 个字也相同,再按第 3 个字的拼写顺序排列,例如:Zhang hua li Zhang hua ping Zhang hua yun,张华利、张华平、张华云。不同的名字拼写出的第 1 个字母相同时,应按第2个字母排,以此类推。例如:Li Xiao yan Li Xiao yang Li Xiao ying Li xiao yun,李小艳、李小阳、李小英、李小云。

(2)设立导卡:导卡用于手工管理患者姓名索引系统,目的便于快速检索姓名索引。导卡可用于每个字母或每个姓的开始,如字母 A、B、C、D……Z 为字头,可设一级导卡;在每个字头的后面又包含很多不同的姓,将这些不同的姓再分别设立二级导卡;必要时还可根据索引的发展情况,在名字中设立三级导卡。

(3)运用标签:当采用手工操作时,由于日积月累使索引卡片被存放于多个抽屉,为便于迅速检索可在每个抽屉的外面粘贴标签,在此注明该抽屉内起始的字母和最后的字母。

(4)操作要求:①工作人员必须掌握正确的汉字读音及熟练掌握汉语拼音的拼写方法。②对多音字的拼写按日常习惯读法固定拼写,并记录备案,以便查询。③认真对待每一个字的读音及拼写,杜绝拼写错误。

2.四角号码法

四角号码是以中国汉字的笔形,给每一个字形的四个角按规定编号,常规用于辞典索引,便于查找汉字。四角号码克服了对汉字的认识和读音的困难;克服了对汉字用普通话读音的困难。由于有这些特点,为编制姓名索引提供了方便条件,特别是我国南方地区使用四角号码编制姓名索引较为普遍。

3.汉语拼音与四角号码法合用的编制方法

当单纯使用汉语拼音或四角号码法进行手工排列时,常会出现很多相同的姓名被编排在一起的现象,给检索带来不便,影响检索的速度。汉语拼音与四角号码法合用的编排方法,较好地解决了这一问题。

(1)编制方法:①对汉语拼音的要求,只编姓名中每个字汉语拼音的第一个字母。②对四角号码的要求,只编姓名中每个字上方两角的码或下方两角的码。

③在姓名的每个字的上方,同时标出汉语拼音字母和四角号码中的两个码。

(2)排列方法:①姓的排列,首先按姓的第 1 个拼音字母排列,将拼写相同的字母排在一起,字母相同姓不同时按四角号码由小到大的顺序排列;拼写字母不同的姓,按字母的顺序排列。②名字的排列,在拼写字母相同的姓的后面,按第 2 个字的拼音字母顺序排列;如果名字的第 2 个字母也相同,再按第 3 个字母顺序排列;如果名字的字母均相同,按第 2 个字的四角号码顺序排列,若仍相同再按第 3 个字的四角号码顺序排列。③汉语拼音的声调排列,如果姓名 3 个字的汉语拼音及四角号码均相同,可再按汉语拼音的声调符号排列姓名的前后顺序。

(3)导卡的设立:①一级导卡,以汉语拼音的拼写法按英文字母的顺序排列,标出姓的第 1 个字母。②二级导卡,以四角号码的顺序标出字母中的不同的姓。③三级导卡,可根据名字排列的需要设立。

上述姓名索引编排方法中,汉语拼音方法适用于普通话的发音,正确的读音是快速、准确编排和检索姓名索引的保证,有利于用于计算机管理。四角号码方法则适用于我国南方地区的医院手工编排姓名索引,若将此种方法用于计算机管理,在程序编制上较汉语拼音法要复杂。汉语拼音与四角号码法合用编排姓名索引的方法,在手工操作上解决了单独使用某一方法的不足。另外,过去有些医院也曾经使用过五笔检字法、注音字母法作为姓名索引的排列方法。

(二)外宾患者姓名索引排列方法

根据国际病案协会(IFHRO)教育委员会编写的病案管理教程,有如下 3 种方法。

(1)字母顺序排列法:患者姓名索引的排列方式同一般词典中的字母排列顺序相同。

(2)语音顺序排列法:语音顺序排列法即按语音发音的顺序排列。采用这一方法排列患者姓名索引,关键在于正确的发音。

(3)语音索引系统:在这个排列系统是将 26 个英文字母除元音字母 a、e、i、o、u 和辅音字母 w、h、y 不编码外,其余的字母中,将 b、c、d、l、m、r 等 6 个字母分别编号为 1、2、3、4、5、6,其他字母作为这 6 个字母的相等字母,然后将患者姓名按照一定的编码规则给予编码后再进行排列。

语音索引系统适宜于计算机操作系统运用。

若要将该系统用于汉字的患者姓名索引,应先将姓名拼写出汉语拼音字母,然后再按该系统的编码要求进行编排。

上述 3 种方法适合于负有外宾人员医疗任务的医院使用。

(三)患者姓名索引卡的一般排列规则

1.使用规定

只有被授权的工作人员可以排列和使用患者姓名索引卡,并应定期进行检查,确保其排列的准确性。

2.连续编排

患者姓名索引要连续编排,即不要将其按年度分开。

3.规范检索

在使用患者姓名索引时,最好不要将其从索引存储器中取出,如果必须取出,应有一个不同颜色的替代卡插到原来的位置上,这样便于快速、准确地归档原卡片。

4.核对检查患者姓名索引的初次编排

索引初次编排时,排列人员应将一个不同颜色或稍大于索引卡的卡片作为检查卡放在每一张索引卡片的后面,或将索引卡片竖着排放,待检查员或审查员在核查完每一张姓名索引卡片的正确排列后,再将检查卡取出或将竖着排放的患者姓名索引卡放好。

5.索引卡信息的变更

再次就诊或住院的患者姓名发生变化时,应将患者更改姓名的有效文件归入病案内存档,同时在原患者姓名索引卡上注明更改的姓名并用括号标记;还应按更改的姓名建立一新的姓名索引卡并用括号标明其原名,与原索引卡相互参照,将原卡片记录的内容填入新卡片内;找出病案将原用名括起,写上更改后的姓名,切忌将原用名涂抹掉。

6.掌握索引建立流程

要保证每位患者都有一张姓名索引卡,掌握患者姓名索引建立的流程。

7.查重处理

在排放患者姓名索引时,要注意发现有无重复者,处理重复者的方法是去新留旧,并立即合并。(注意将重复的病案合并)。

患者姓名索引的排列涉及资料的检索,要有极高的准确度,对新来的工作人员必须经过培训、认真考核后,将其安排到排列工作的某一步骤,便于对其操作的核查。

第二节　病案的编号

病案号是病案的唯一标志。收集患者身份证明资料及分派病案号是对每位就诊或住院的患者做的第一步工作,也是以后获得恰当的患者身份证明资料的唯一途径。病案采取编号管理是对资料进行有效管理的最为简捷的方法。

ID是英文Identity的缩写,是身份标识号码的意思,在医疗信息管理中就是一个序列号,也叫账号。ID是一个编码,而且是唯一用来标识事物身份的编码。针对某个患者,在同一系统中它的ID号是不变的,至于到底用哪个数字来识别该事物,由系统设计者制订的一套规则来确定,这个规则有一定的主观性,比如员工的工号、身份证号、档案号等。

病案号(medical record number,MRN)是根据病案管理的需求,以编码的方式而制订的、有规则的患者身份标识码,是在没有使用计算机以前人工管理病案的标识码。用现在的观点说病案号也是一种ID。

当计算机软件介入到医院门诊管理工作中,使得管理那些流动的、不在医院建立正规病案的门诊患者成为可能,为这些患者分配一个可以唯一识别的ID是非常重要,且必需的。这也就是我们常说的门诊就诊卡中的患者ID。这时候就出现了两种ID,一种是没有建正规病案的门诊患者的ID,一种是建立了正规病案患者的病案号。很显然建有病案的患者有MRN作为唯一标志,而没有病案号的患者就依靠ID来进行识别。实践经验证明建立了正规病案的患者需以病案号作为唯一识别的标识,若以电子计算机的ID号同时用于识别有无正规病案患者的信息,必将造成医院内医疗信息的混乱。

一、病案编号系统

(一)系列编号

这种方法是患者每住院一次或门诊患者每就诊一次就给一个新号,即每次都将患者作为新患者对待,建立新的患者姓名索引和新的病案,并与该患者以前的病案分别存放。这种方法使患者在医院内可有多份病案。就诊、住院次数越多资料就越分散。这种分割患者医疗信息方法不利于患者的医疗,已造成人力和资源的浪费,很难提供患者完整的医疗资料。

(二)单一编号

即患者所有就诊的医疗记录统一集中在一个病案号内管理。采用的方法是在每位患者首次来院就诊时,不管是住院、看急诊或门诊,就要发给一个唯一的识别号,即病案号。

采用这种方法不论患者在门诊、急诊或住院治疗多少次,都用这一个号。这种方法的特点是每个患者只有一个病案号,一张患者姓名索引卡,患者所有的资料都集中在一份病案内。这些资料可以来源于不同时期、不同诊室和病房。如果不只是一份病案也可以使用单一编号系统将分散放置的病案联系起来,保持患者信息资料的连续性和完整性。

(三)系列单一编号

它是系列编号和单一编号的组合。采用的方法是患者每就诊一次或住院一次,都发给一个新号,但每次都将旧号并入新号内,患者的病案都集中在最后,最终患者只有一个号码。

此种方法在归档或查找时,需在消除的原病案号的位置上设一指引卡,以表示病案最终所处的位置,因此患者越是反复就医,病案架上的指引卡也越多,同时患者姓名索引的资料也要不断地修正。用本次就诊以前的病案号查找病案,就要沿着病案架上的指引卡依次查找。这种方法既浪费人力和物资资源,又降低了供应病案的速度。

二、病案编号的类型

(一)直接数字顺序编号

医院的患者流动性大,病案发展迅速,利用数字编号的方法管理大量的病案,比其他方法更简捷,便于病案的归档、排序、检索、信息的加工和整理,以及编制索引。具体方法是按阿拉伯数字的顺序从 0 开始,按时间发展分派号码。系列编号和单一编号系统均采用这种发号方法。

数字编号管理病案的优点是方法简单、便于操作和管理,而且使用广泛,特别是适用于计算机管理。

(二)其他编号类型

1.字母-数字编号

这种方法是将数字与字母结合起来使用。优点是可以用于大容量的编号。例如,用 AA 99 99代替 99 99 99。

其缺点：①写错或漏写字母，各类医务人员在使用病案号时难免写错或漏写字母。如医师的处方、病案记录、各实验室检查申请单和报告单、各种申请书、护理记录等，需要书写病案号。②常提供错误的病案号码，患者不注意病案号中的字母，往往只记得数字编号，因而提供的病案查找号码常是错误的。

20世纪60～70年代，我国有些医院曾采用此种编号方法。当编号发展到10万时，就更换字母，并将此称为"10万号制法"。其目的是减少号码书写的错误，将号码控制在5位数内，但实际上号码加上字母仍为6位。由于病案数量发展快，字母更换得频繁，给使用者造成诸多不便。目前我国电讯号码已达11位数，身份证号更是多达18位数。人们在生活中对于7、8位数字的运用习以为常。条形码用于病案号管理给我们带来的实惠，毋庸顾虑号码的差错。

2.关系编号

关系编号是指其部分或全部号码在某种意义上与患者有关。如采用出生日期8个数字中的后6个数字，再加上表示性别的数字（奇数表示男性，偶数表示女性）、表示地区编码的数字及2～3个或更多的数字作为顺序号以区别生日相同者。

例如：　1970　　08　　30　　1　　　09　　　2
　　　　　年　　　月　　日　　性别　　顺序号　　地区码

在计算机系统中，除此以外还应有1～2个校验值。亦有采用身份证号码作为病案号的。

使用关系编号的优点是：①容易记忆，便于查找。病案号内含一些与患者有关的信息（性别、年龄、出生日期），使患者容易记忆；如果在检索患者姓名索引发生困难时（拼错姓名、同名同性别），根据出生日期或其他相关信息就可以找到病案。②易于鉴别。可以较好地鉴别患者。

使用关系编号的缺点是：①增加记录错误的机会。由于号码较长增加了记录错误的机会，特别是在非自动化系统管理中。②数字的容量有限：因为使用的出生日期的最大数值是31，月份的最大数值是12，只有年的数字是从00～99。③管理不便：如果在建立病案时不知道出生日期，就需要用临时号码代替，一旦知道了生日就要变更号码，给管理带来不便。

3.社会安全编号

使用社会安全编号主要是在美国。与身份证号码使用相似，所不同的是有些患者可能不只有一个安全号，医院不能控制和核实社会安全号的发放情况，只能使用它，造成号码的不连贯。

4.家庭编号

其方法是以家庭为单位,一个家庭发给一个号,再加上一些附加数字表示家庭中的每一成员。

例如:家庭号码为 7654

附加号码为:01＝家长(户主);02＝配偶;03 以后的数字＝孩子或家庭其他成员。

林一枫 01 7654

张士容 02 7654

林　杰 03 7654

林　迎 04 7654

家庭中每一位成员的病案(或称之为健康档案)分别用一个夹子(或袋子)保存,然后将所有的病案以家庭为单位按数字顺序分组排列。

我国以地区开展的社区医疗保健,分片划分管理的各居民点的医疗保健,以街道或里弄门牌号码建档,强调以家庭为单位。家庭编号适用于门诊治疗中心、社区医疗单位及街道保健部门的健康咨询、预防保健等。

此方法的主要缺点:当家庭成员发生变化时,如结婚、离婚、病故等,造成家庭人数和其他数字的变化,特别是要改变患者姓名索引资料。

5.冠年编号

即在数字号码前冠以年号。年与年之间的号码不连贯。

例如:1992 年的病案号自 92-0001 开始编号,任其发展,年终截止。下年度更新年号。1993 年的病案号自 93-0001 开始编号。

此种方法的优点是可以直接从病案编号上获得每年病案发展的情况,但其缺点也是显而易见的。

三、病案编号的分派

一个好的病案管理系统应能有效地控制病案,从患者入院建立病案时就应对其实行有效的管理,要建立有关的登记、索引和号码的分派等,不要在患者出院后再做这些工作。只有在患者入院时或住院期间做好病案的登记工作,才较易获得完整准确的资料。

号码的分派有两种主要方式。

(一)集中分派

通常只有病案科负责分派号码。

如果患者到了登记处(不论是住院还是门诊患者),工作人员就要与病案科联系以得到一个新的号码。

在登记处(或住院处)工作人员将患者的病案号、姓名、性别、出生日期及其他资料登记好后(一式两份),将其中的一份交与(或通过电子手段传送)病案科。

无论是手工操作还是利用电子化设备,号码的分派过程都应进行清晰地记录和控制,保证号码的准确发放,避免号码发放遗漏或重复。

(二)分散分派

如有若干个登记处,病案科应将事先确定好的大量供新患者使用的几组号码同时发放到各登记处。每组号码的数量应由每个登记处的工作量而定,这些号码应加以限制并应小心控制,登记处应将每天号码发放的情况反馈给病案科。在每个独立的登记处,当他们的计算机可用于核实患者姓名索引并同时得到下一个病案号时,就可以进行号码的分派。但要注意,如果有很多人负责分派号码,就会增加号码重复使用的可能性,因此应有一套控制措施。

四、号码分派的控制

不论是集中分派还是分散分派,重要的是要有分派号码的控制方法。可用总登记簿或用计算机系统控制号码的分派。计算机程序上或登记簿上注有全部已分派及待分派的号码,号码分派后就在该号码的后边立即填上患者的姓名,同时记录分派号码的日期。

例如:　　　号码　　　　姓名　　　　日期　　　　　　　　发号部门

　　　　　　207860　　刘宇良　　2007 年 7 月 12 日　　门诊登记处

(一)门诊病案号码的控制

1.专人掌握

应有专人掌握号码的发放,待用的病案应事先做好编号的检查核对。

2.查重制度

患者新建病案时应坚持执行姓名索引的查重制度,确认未曾建有病案后,再分派病案号。

3 核对制度

应建立发放病案号的核对检查制度。

(1)每天检查:每天检查病案号发放的登记记录,核对号码分派后的销号情况。

(2)合并重号病案:患者姓名索引归档操作时发现重号病案,应及时合并,保留新的患者姓名索引,消除新号使用旧号,将新号再分配给其他患者使用。

(二)住院病案号码的控制

1.病案科专人掌控

由病案科专人掌握、控制号码的发放。有手工管理和计算机管理两种方法。手工操作时病案科将病案号用列表的形式发出,住院处每收一个患者,必须按列表上的号码以销号的方式(即在已使用的号码上画一横线)分派,并在号码后填注患者姓名。然后将号码列表单反馈于病案科。使用计算机网络系统实现数据共享,计算机会自动控制病案号的发放情况。当接到住院处发出新患者的身份证明资料,经核对后确认发给的新号。

例如:

病案号	患者姓名	病案号	患者姓名
~~263491~~	米定芳	262496	
~~262492~~	卜来柱	262497	
~~262493~~	刘林子	262498	
262494		262499	
262495		262500	

2.逐一核对病案号

病案科每天将新入院的住院患者应逐一核对,若发现有老病案使用旧病案号,将新病案号再次发给住院处重新使用,并找出老病案送至病房,同时通知病房及住院处更改病案号。

3.填写病案号码

明确规定医师对有正规病案的患者,在填写入院许可证时必须清楚地填写病案号码。

4.科室密切合作

住院处要与病案科密切合作,详细询问患者,准确收集患者身份证明资料,认真填写住院登记表。

(三)计算机系统的病案号码的控制

使用计算机进行号码的自动分派,要根据基本数字的计算确定一个校验位。校验位检查是检查由于数据字段转录引起的错误或号码在使用中排列错误的一种方法。它包含每个数字在字段中的位置和数量值的信息。

如果转录错误(错误数字)或易位错误(两个数字颠倒)导致计算机结果与校验值不同,它就会显示出错误信息,应随时注意纠正错误。

(四)号码的分派时间

病案号码不应提前分派,一定要在患者办理建立病案手续时,以及第一次办理入院手续时分派。患者入院后有关患者在院所做的记录均以分派的病案号码作识别,确认患者的记录。不应在患者出院后病案科整理出院病案时再分派病案号。

(五)号码类型的影响

号码呈现的方式对有效控制号码有一定的影响。一个全数字形(即不加字母等)的号码出现在表格中,可降低错误引用的发生率。

五、病案管理系统

(一)病案集中管理

集中管理是指将患者的住院记录、门诊记录和急诊记录集中在一个病案内保存,用一个编号管理;或将住院记录、门诊记录分别编号,分别归档,但都集中在病案科统一管理。这样的管理方式分为一号集中制、两号集中制、一号分开制和两号分开制。

1.一号集中制

目的是在医院内最大限度地来保证病案资料的整体性、连续性,全面地搜集有关患者的医疗信息资料。

方法:将住院记录、门诊记录和急诊记录按患者就诊时间顺序集中在一份病案内,即患者凡来医院就诊的记录集中保存在一个编号内,在一处归档,记录完整。这是病案管理工作中最简捷的方法,较其他方法操作简单、可免去一些重复工作、节省资源,利于资料的使用。

2.两号集中制

两号集中制即住院记录与门诊记录分别编号,但病案却集中在一种编号内管理,只归档一份病案。这种方法适用于建筑形式集中、门诊与病房连在一起的医院。

其方法:①门诊病案、住院病案各自建立编号系统,两种编号并存,各自发展。②门诊患者如果不住院,其病案资料则永远使用门诊病案号管理。③患者一旦住院则发给住院号,取消门诊病案号,并将门诊病案(含急诊记录)并入住院病案内,永远使用住院病案号管理。④空下来的门诊病案号不再使用,如要重复使用应注意避免出现重号差错。⑤两种编号均由病案科掌握,分发给登记处或门诊挂号处和住院处使用。⑥患者住院时，登记处或住院处须告知患者，将患者挂号证上的门诊病案号改为住院病案号。⑦建立改号目录卡，按门诊病案号排列，作为门诊病案并入住院病案的索引，指引门诊病案转入住院病案号。⑧将患者姓名索引中的门诊病案号更改为住院病案号。

患者手中挂号证的病案号码，须在登记处（住院处）办理住院手续时立即更改。必须提请住院登记处的同志切实做好。

优点：保持了病案的完整性、连续性，门诊与住院病案较易区别，便于存放，有利于科研使用。

缺点：造成了工作的复杂化，容易发生号码混乱，增添了改号手续，但患者住院前门诊病案资料的登记涉及多科室、多种类，不易全部更改，长时间影响病案的查找供应，稍有疏忽即会给今后的工作和患者带来很多不便。

3.一号分开制

住院病案与门诊病案分别管理，各自排架归档，但却同用一个病案号。

优缺点：方便门诊患者就诊时使用病案，保护住院病案的安全。但科研总结使用病案必须从两方面查找，即门诊病案、住院病案都提供使用。

4.两号分开制

两号分开制即门诊病案与住院病案分别编号，单独存放、互不关联。虽然分别管理、各自存放，但仍存放在病案科内。门诊病案用于患者在门诊就医使用，住院病案则作为患者住院期间的医疗，以及今后的教学和研究使用。为便于门诊医疗，将复写的出院记录、手术记录置于门诊病案内。

病案采用两号集中制或分开制，从管理学上评价要比一号集中制管理使用更多的资源，投入更多的人力进行重复的工作。分开管理也使得资料分散，不利于医疗、科研使用。书写时也容易将号码混淆，造成工作复杂化。

(二)病案分散管理

病案分散管理即患者的病案分散在多个医疗部门，分散于病案科以外如特殊的治疗科室。分散存放在其他部门的病案最好由病案工作人员严格监督及控制。

(三)特殊病案的管理

在医院的某些部门中，由于患者的医疗需要，有必要将病案在本部门保留较长一段时间，如进行肾透析、肾移植、放射疗法或化学疗法的病案。

如果将这些特殊的、适当数量的病案暂时放在某一特殊部门，那么就出现了微量或"卫星"病案中心。病案就像存放在病案科一样。作为病案科的工作人员必须知道哪些病案放在"卫星"病案中心。当患者治疗结束或死亡,这些病案就应送回病案科进行归档,而不可无限期地保留下去。

第三节 病案的归档

对病案不能进行有效的管理必将严重影响诊所或医院内的日常工作。因此病案科的工作职责就是要建立一系列制度和程序以保证病案在医疗、医学法律、统计、教学和研究方面被有效地应用。

对病案科工作的评价是根据他为各部门的服务效率来判断,也就是说当病案需要用于医疗时,应随时可以获得。因此病案科工作的效率及对病案的控制是病案管理中须考虑的两个重要的事情。

一、病案归档系统的种类

病案的归档就是根据病案的标识(号码)将病案按一定的顺序进行系统性的排列、上架,以便能快速、容易地查阅和检索病案。病案归档系统是病案排列归档的系统性管理方法。

好的归档系统有利于对病案的有效控制,不同规模的医疗机构采用的归档方法亦可不同,实践证明用编号排架归档优于其他方法。我国过去及现今使用的归档方法如下。

(一)按姓名排列归档

如果不使用病案编号管理,患者的姓名则是唯一检索病案的依据。可将其按汉语拼音或字母的顺序排列,此种归档方法只适于病案数量很少或患者流动量非常小的诊所或医务室。

(二)按户口集中存放归档

这种方法适于街道保健机构。其以户口为依据,类似家庭编号,将家庭中的所有成员都分别建立病案,但都集中装在户主的封袋内。归档是按街道、里弄(胡同)、居民住宅楼编成次序,再按门牌号码编序。病案架亦按街道、里弄(胡同)、居民住宅楼作出标记,病案依户主居住的门牌号码存放在病案架上。这样可以掌握每个家庭成员的健康状况,适用于开展社区医疗。

(三)按号码排列归档

采用号码归档有多种方法,具体如下。

1.数字顺序号归档

以数字顺序号排列归档的方法是直接将病案按数字自然顺序排列归档。采用此方法归档可反映病案建立的时间顺序。数字顺序号归档法的优点:易于掌握、简单易行,易于从储存架上检索号码连续的病案。数字顺序号归档法的缺点:①容易出现归档错误。②容易照抄已写错或读错的号码,如将1写成7。③容易将号码上的数字换位,如病案号码是194383,但按193483归档。④由于最大的号码代表的是最新发展的病案,因此就会使大部分近期使用频繁的病案集中在病案库房某一区段归档。⑤由于大部分病案和检验回报单要在同一区域归档,影响对病案人员的归档工作的分派。

2.尾号归档

为了改进检索和归档的效率,用其他的方法取代了直接顺序归档法。其方法有两种,即尾号和中间号归档法。采用这种方法归档的目的是为了减少和杜绝归档错误,提高归档的速度和准确率。

尾号归档方法:①将6位数的号码分为3部分,第一部分位于号码的右边的最后2个数字,称为一级号(也称为尾号);第二部分位于号码的中间2个数字,称为二级号(也称为中间号);第三部分位于号码的最左边2个数字,称为三级号(也称为查找号),见图5-1。②在尾号归档中,每一级号都有100个号码,范围从00~99。③归档时将尾号一样的放在一起,再将中间号一样的挑出来,按查找号顺序大小排列。

尾号归档的优点:①病案可均匀地分布在100个尾号内。②每100个新病案号只有一个病案排列归档在同一个一级号(尾号)中。③免除归档区域内工作人员拥挤的状况。④负责病案归档的工作人员分工明确、责任心强。⑤工作人员的工作量分配较均匀。⑥当加入新病案时,非活动性的病案可以从每一尾号组内取出。⑦使用尾号归档法减少了错放病案的机会。⑧使用尾号归档法提高了归档速度。

注意使用原则:在较大的综合性医院,尾号归档法应与序列号归档法并用。即尾号归档法用于活动性病案,对于被筛选出的不活动病案(置于第二病案库房)采用序列号归档法。

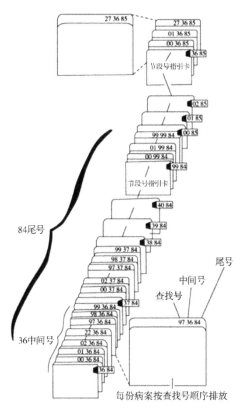

图 5-1　病案尾号归档示意图

3.尾号切口病案排列归档法

我国有不少地区和单位的门诊医疗记录采用门诊病案卡片,在归档排列方法上使用了尾号的排列归档管理方法。此种方法适用于门诊患者较多的医院和采用两号分开归档的病案管理,突出优点在于较其他归档方法快速、简便。

4.中间号归档法

中间号归档法的优点基本与尾号归档法的优点相同。其缺点是学习和掌握此方法难于尾号法。因病案号不是均匀分布,当旧病案抽取出来存入不活动病案库时,病案中就会出现空号现象,如果病案号多于6位数,此方法效果并不好。

(四)病案号的色标编码归档

色标编码是指在病案夹的边缘使用不同的颜色标志病案号码,以颜色区分号码。这是为使病案人员便于识别病案号,避免出现归档错误。使用色标编码要比按尾号和中间号排列归档病案的方法来说更方便。

1.国外色标编码法

通常在病案夹的不同位置用 10 种颜色表示 0～9 的数字。一种或两种颜色的色标可用来表示尾号归档中的一级号码。就两种颜色来说,上边的颜色代表一级号的十位数,下面的颜色表示一级号的个位数(表 5-1)。

表 5-1　尾号颜色标志

一位数尾号	颜色标志	二位数尾号	颜色标志
0	紫色	0 0	紫色 紫色
1	黄色	0 1	紫色 黄色
2	深绿	0 2	紫色 深绿
3	浅蓝	0 3	紫色 浅蓝
4	橙色	0 4	紫色 橙色
5	棕色	1 5	黄色 棕色
6	粉色	1 6	黄色 粉色
7	浅绿	2 7	深绿 浅绿
8	深蓝	3 8	浅蓝 深蓝
9	红色	4 9	橙色 红色

色标的使用通常限制在号码的 2～3 位数,使其尽可能简单并维持效果,其目的仅仅是为了避免归档错误。

2.我国的色标编码法

(1)彩色色标编码法:①尾号色标编码,用于按尾号方法排列归档病案时,通常在病案夹边缘的不同位置用 10 种颜色分别表示 0～9 的数字,以一种或两种颜色的色标用来表示一级号。就两种颜色来说,上边的颜色代表一级号的十位数字,紧挨在下面的颜色表示一级号的个位数字。例如:142049 这一号码中,用橙色和红色分别表示一级号中的 4 和 9。②中间号色标编码,如果采用中间号排列归档,其由于一级号在中间,就要用颜色表示在"20"的数字上。一般将色标限制在号码的 2 或 3 位数,使其尽可能地简单并维持其效果,因其最大的目的是避免归档的错误。③顺序号色标编码,将不同的颜色标志固定在病案袋右下角,每1 000 个号码更换一种颜色。

(2)单色色标编码法:包括顺序号单色画线标志。在病案封袋右边的不同位置印以黑线,从上至下分为7个档次,每一档次 1 000 份病案,即 1 000 个号码为一档次。当号码发展到第 8 个 1 000 时,黑线的位置又返回到第一档次。

二、归档系统的转换

当你要改变现在的归档系统时,不要低估了从一种归档系统转换为另一种归档系统工作的复杂性,以及所需要的转换时间与准备工作,不论做哪些系统的转换,大量的病案位置的移动和病案的其他方面问题都是必须加以考虑和控制的。下面就顺序号向尾号系统转换作一叙述。

(一)转换工作的要求

1.事先设计转换方案

要考虑病案数量,考虑时间、空间和物资等需求。如对于时间的分析要考虑需要多少天可以完成系统转换,是否可以分段进行,会不会干扰正常工作。对于空间需要则需要计算 100 个尾号归档病案的架位。对于事先需要准备的物品,如病案条形码、色标、病案封面等需要事先准备好。设计方案要经过大家的讨论然后提交上级部门审批。

2.人员进行培训

归档系统的转换改变了日常习惯的操作方法,必须经过专门的培训才有可能圆满完成转换。培训除理论讲解目的、意义、方法外,还要在模拟现场进行教育。

3.进行必要的物质准备

库房的空间与充足的病案架是物质保证的前提;根据病案存贮的数量安排好转换的时间,如利用法定的长假,以不影响日间正常工作。

(二)转换的步骤

(1)培训工作人员熟练掌握尾号归档法。

(2)调查、计算年病案发展数量,并计算几年内所需病案架之数量,准备足够的病案架;把所有病案架按尾号排列规划。

(3)计算并准备好所需指引卡的规格及数量。

(4)在转换排列过程中,注意找出以往错误归档的病案。归档方法的转换等于将病案进行重新组合,在这一过程中注意纠正过去难以发现归档的差错。

(5)未在架上的病案应填写好示踪卡,指明去向(包括已丢失的病案)。

(6)筛选非活动病案,并按顺序号将不活动病案存入第二病案库。非活动病案在患者就诊时再行转换。

(7)转换过程中还应注意更换已破损的病案封皮(袋)。

三、归档工作要求

(一)归档是一项重要工作

归档时要认真细致、思想集中、看准号码,不要抢时间。

(二)防止归档错误

如将号码看颠倒,字形看错,例字形 1、7、9;3、5、8;0、6 等,或将双份病案放入一个位置内。

(三)归档工作要坚持核对制

采取归档"留尾制",即不要一次性把病案全部插入,要留一小部分于架外,经核对无误后方可将病案全部推入架内。

(四)保持病案排放整齐

归档时应随手将架上的病案排齐。病案排放过紧,应及时移动、调整,保持松紧适度,可防止病案袋破损,提高工作效率。

(五)破损病案的修补

对破损的病案袋或病案应在归档前修补好。

第四节　病案的供应

病案管理的目的在于病案的利用。如果我们只知道保管病案而不去利用病案,则失去了病案管理的意义。病案室的工作大部分都是为临床和患者的医疗服务,病案管理所做的一切工作都是为了提供服务和资料的利用。病案只有被有效地使用才能产生效益。因而病案供应在病案管理中是一项很重要的工作,病案在为医疗、教学、科研服务的过程中,是一个不可缺少的环节。病案的供应体现着病案的科学管理和病案工作人员辛勤劳动的成果,也是检验病案管理好坏的一个依据。因此可以说,病案供应工作反映着病案管理的整体水平,因此要求病案供应工作人员在工作中必须做到:检索病案动作要快、抽取出的病案要准确,对病案需求者要认真负责、态度好。要求病案供应工作人员要以快、准、好的供应准则,保证病案供应工作的顺利完成。

病案供应工作中包括查找、登记、运送、回收、整理、粘贴、检查、检验回报单和归档等。以上每道工序完成质量的好坏,都影响医疗、教学、科研工作的开展。因此对每个工作环节都要有明确的操作方法和要求。

一、病案供应工作的原则

(1)在安全、保护隐私、保护医院利益、保护医师知识产权、符合医院规定的的条件下,应尽可能地提供病案服务。

(2)病案只有在医疗或教学使用时可以拿出病案科。建立保存病案的目的主要是为患者的继续医疗,为患者医疗需要病案科必须及时将病案送达临床医师。一份优秀的病案包含了一个典型的病例,是临床示教生动的活教材,必须带出病案科在教学中展示。

(3)所有送出的病案都要有追踪措施,以表明病案的去向。如采用示踪卡、登记本、登记表、条形码计算机示踪系统等方法,建立有效的病案控制方法。

(4)所有借出的病案都要按时收回及时归档,严格病案执行借阅制度。

(5)凡是科研、查询、复印等使用病案,一律在病案科内使用。病案涉及患者的隐私,为保障病案的安全,病案需在病案科内使用。

要建立有效的控制病案的方法,最大限度地做好病案的保管和使用工作。作为病案科的负责人或供应工作的负责人,必须对病案的保管和使用负全责。所有从病案科拿出去的病案,必须了解谁是使用人,在哪里使用,需要使用多长时间。要能够掌握和控制病案的流动情况,每个负责病案供应的工作人员都必须遵守病案供应工作的原则。

二、病案供应的种类

(一)门诊病案供应

门诊是为广大患者进行医疗服务的第一线,也是病案管理服务于临床医疗最主要的工作。门诊病案供应经常是在较为紧张的环境中进行的,这是一件时间要求很强、供应量很大且容易出现差错的工作。它要求工作人员在短时间内,将大量病案分送到各个诊室。因此,工作人员要做到快、准、好地供应病案,就必须按操作规程细心、快速、准确地查找和调运病案,避免因为差错而造成往返调换病案,耽误患者的就诊时间。预约挂号可使门诊病案供应在患者就诊的前一天准备就绪,有较充分的时间做好供应工作。目前我国绝大部分患者还是当日就诊当日挂号,故需要当天查找、使用的病案数量多,时间紧,这是门诊病案供应的特点。

(二)急诊病案供应

因为是急诊使用病案,故应安排专人负责查找。急诊病案供应要求查找迅速,送出及时。特别是近期曾就诊者或近期出院的病案,同前一次诊治或处理有密切的联系者,更需要又快又准的输送病案,以免延误病情、耽误抢救的使用。

(三)预约门诊的病案供应

门诊预约挂号的病案供应,特点是供应时间较从容,这就要求工作人员更应该认真、细致地核对,确保准确地供应,保证患者按时就诊。采用电脑管理预约患者,可打印出预约就诊清单,病案科根据其清单供应病案,同时可以更清楚、全面地了解掌握预约患者就诊情况。

(四)住院病案供应

病案管理工作首要的任务是服务于患者的医疗,患者在办理住院手续时,住院处要立即通知病案科将病案送达患者住院的病室,为医护人员接诊患者、了解病情提供参考。医院要做到一切以患者为中心做好工作,患者一经办理了住院手续,并且确认已有就诊病案,病案管理人员就要及时将病案送至病房,并做好登记。患者一旦出院,应将新旧病案一并收回,并在示踪卡上注明。

有些医院患者入住病房后再由医师到病案科办理借阅手续取得病案,这有悖于保存病案的目的和一切为了患者的服务宗旨。正确的做法应该是,护送人员携带病案陪同患者共同到达病房,并与医护人员做好交接。从医疗安全着眼,此种做法应作为规范医院的工作制度。

(五)科研、教学病案的供应

利用病案进行科研总结分析,是对病案资料深入的开发利用。临床教学使用病案示教,丰富了实践教学。一些负有科研、教学任务的较大型的综合医院,医疗、科研、教学任务十分繁重,病案科需要向他们提供大量有价值的病案进行科研总结。历史较长的医院储存的病案多,可提供给科研的病案数量大。一些样本较大的课题参阅病案的人员多,需要病案的数量大且保存时间长,常要重复使用。

由于科研使用病案的特点,使科研、教学使用的病案不同于一般就诊病案的供应。它可以和使用者约定分期分批地提供病案在病案科内使用,并提请爱护和妥善保管病案。不仅要为使用者提供病案服务,还要为其提供使用病案的方便条件;在满足科研教学需要的同时,还要做到不影响患者就诊使用病案。这就需要供应病案的工作人员掌握工作方法,管理者必须对他们的工作提出要求。

(六)医疗保险病案的供应

医疗保险在社会的推广普及、病种医疗费用的管理、医院内医疗保险办公室、上级医保部门对医疗费用合理理赔需要核查医疗消耗的费用,则要凭借病案作为医保费用审核的依据,病案科几乎每天都要接待医保人员查阅病案,随着参保人员不断增加,病案科为医疗保险部门提供的病案量不断提升。病案信息管理,投入了国家医疗改革的行列,扩大了病案对外服务的窗口,直接为广大患者服务。

有的地区患者出院后医保中心即将病历从医院拿走,这种做法有碍医疗安全且不合国家法规,一旦出现患者紧急就诊时,如产妇大出血、心脏病等,医院不能立即提供病案,造成医疗事故隐患。医疗保险部门查阅病案也须参照病历复印的有关规定办理借阅手续,病案不得拿出医院。

(七)为公检法取证的供应

病案的本身是具有法律意义的文件,它记录了医务人员对疾病的诊治过程。病案中的各种诊疗记录、检验检查的结果,以及患者或家属签字的文件,如住院须知、手术同意书、危重病情通知书等知情同意书。这些有患者或家属签字的文件赋予医院某种权力,它具有法律作用。随着人们法律意识的增强,医疗纠纷、民事诉讼案件的增多,病案作为公检法机关判断案情的证据,医院提供病案资料的频率呈上升趋势。

(八)患者复印病案资料的供应

遵照国务院《医疗事故处理条例》及原卫生部和国家中医药管理局发布的《医疗机构病历管理规定》,医院应受理有关人员要求对病历内容复印的申请。自2002年《医疗事故处理条例》颁发后,病案信息由为医院内部服务逐渐延伸到为社会广泛服务,开拓了病案管理人员的新视野,病案科每天都要接待大量的患者申请复印病历,病案科已成为医院为患者服务的窗口、接待患者服务的前沿,大量查找病案供应复印的需求。

树立以患者为中心建立人性化服务的理念。各医院病案科在完成既定工作任务的同时,积极创造条件增添设备、简化手续,为等候复印的人员设置舒适的环境,在不违背规定的原则下尽量满足患者复印病历的需求。一些单位为减轻患者负担,避免农村乡镇患者复印病历往返奔波,为患者开展病历复印邮寄服务,主动地为医疗保险实施、为国家医疗改革做好服务工作。

1.根据国家规定允许复印病案的人员

(1)患者本人或其委托代理人。

(2)死亡患者近亲属或其代理人。

(3)公安、司法部门、劳动保障部门、保险机构。

2.复印病案时要求提供的证明材料

(1)申请人为患者本人的,应当提供其有效身份证明(身份证)。

(2)申请人为患者代理人的,应当提供患者及其代理人的有效身份证明(身份证)。

(3)申请人与患者代理关系的法定证明材料:申请人为死亡患者近亲属的,应当提供患者死亡证明及其近亲属的有效身份证明(身份证),以及申请人是死亡患者近亲属的法定证明材料;申请人为死亡患者近亲属代理人的,应当提供患者死亡证明、死亡患者近亲属及其代理人的有效身份证明(身份证)、死亡患者与其近亲属关系的法定证明材料,申请人与死亡患者近亲属代理关系的法定证明材料;申请人为保险机构的,应当提供保险合同复印件,承办人员的有效身份证明(身份证),患者本人或者代理人同意的法定证明材料,患者死亡的,应当提供保险合同复印件,承办人员的有效身份证明(身份证)、死亡患者近亲属或者代理人同意的法定证明材料。合同或者法律另有规定的除外;公安、司法部门因办理案件,需要复印病案资料的,应当提供公安、司法部门采集证据的法定证明及执行公务人员的有效身份证明(工作证)。

3.病案可供复印的范围

为患者提供复印件主要是根据需求,如:报销、医疗目的,一般不需要复印病程等主观资料,但如果患者要求,根据 2010 年 7 月 1 日起施行《中华人民共和国侵权责任法》,也应当提供病案的所有资料。下列资料属于病历的客观资料:①门(急)诊病历。②住院志(即入院记录)。③体温单。④医嘱单。⑤检验报告单。⑥医学影像检查资料。⑦特殊检查(治疗)同意书。⑧手术同意书。⑨手术及麻醉记录单。⑩病理报告单。⑪出院记录。⑫护理记录。

在医务人员按规定时限完成病历后,方受理复印病案资料的申请并提供复印。

第五节　病案的控制和示踪系统

病案流通管理的重要性在于可以保证了解病案的去向,保证病案处于随时可以获得的状态。现在病案的利用是多用户的,病案流通也是多环节的,因此必须制订一些使用规则,同时配有严格、科学的管理手段,才能有效地控制病案,更好地发挥病案的作用。

一、病案控制系统

(一)定义

为保证病案供应的及时性、准确性,应当对病案采取有效的控制措施。措施包括手工填写的示踪卡、计算机示踪系统,以及为保证病案高效、准确的检索及归档的病案号色标编码、病案归档导卡等,这一系列控制病案的方式,统称为病案控制系统。随着信息系统的发展及现代化数字设备的应用,病案示踪系统的手段和工作结构也将随之产生日新月异的变化。

(二)病案控制的原则

病案工作人员对所有的病案归档操作及其使用必须加以控制,不论什么原因,凡是从已归档病案架中取出的病案,必须要有追踪。病案离架取走后,必须有记录,如示踪卡或计算机的示踪系统。病案示踪系统的最终目的是提供病案信息为医疗活动和社会实践服务,保证病案信息的完整性、准确性和安全性。掌握每份病案的流动情况是病案信息管理人员重要的职能。

医院或诊所的工作人员使用病案,必须保证病案完好地送回病案科,使用者如果没有事先和病案科联系,并及时改变示踪卡上病案的去向等信息,则不得将病案送到其他任何地方或转给他人,当使用病案的人发生变化时应重新办理借用手续。如果病案被丢失、错放,使用者应负责找回,他们对病案的使用和安全应负有责任。

(三)病案控制的规则

在病案控制系统中建立有效的病案管理规则,是衡量病案科管理水平的一个标志,它可以约束使用者,起到帮助管理者对病案管理人员工作的监督和指导作用。

(四)病案控制的制度

制度是要求所有病案管理人员共同遵守的规程或行为准则。根据病案管理规则及控制病案的原则,各医院及诊所的病案科必须制订出适用于本单位合理的病案使用制度、病案借阅制度、病案摘阅及复印制度等。

医院的病案委员会应制订有关使用、借阅病案的制度,基本内容应包括:①除为患者医疗使用外,病案不得从病案科取出。②凡是送到诊室或病房的病案必须进行示踪,示踪卡上应显示患者的姓名、病案号、科别、时间、借用医师姓名或病房等有关资料。

(1)每天工作结束时,将所有病案从诊室收回,出院患者的病案应在患者出院后 24 小时内从病房收回。

(2)如有可能,用于科研及其他方面使用病案应在病案科查阅,病案科应尽可能地为使用者提供方便,以保证使用者及时、容易地拿到病案。

(3)病案在病房、门(急)诊科室使用期间,病房、门(急)诊科室护士对病案负管理之责。病案科应建立一定的工作程序,并且使其工作人员能遵循这一程序,保证对进出病案科的病案进行全面控制,不但要考虑到病案在借出病案科以外的登记和追踪,还要记录病案在病案科内部流通的交接信息,然而并非病案管理人员完全力保病案的安全,参与病案流通使用的人员必须建立病案安全的意识,肩负起病案管理的责任,防止病案丢失。

(五)病案控制的方式和方法

有效的方式和准确的方法是完善病案控制系统的最主要的也是最后的一环,也是病案控制的原则、规则、制度的具体体现和实施。

病案控制方式包括病案使用登记本、手工填写示踪卡、电脑自动示踪系统、病案号的色标编码、病案归档导卡等。

病案控制方法是示踪系统中的具体操作步骤。

病案示踪系统的内容:病案示踪系统记录了病案由产生到使用再到最终封存或销毁的整个活动历程,其结构和流程也是围绕病案的建立、整理、编目、质控、保管和使用来设计,不但要考虑到病案在借出病案科以外的登记和追踪,还要记录病案在病案科内部流通的交接信息。示踪系统设计是为了帮助病案管理员进行借阅登记,快速的查询和定位病案所在的位置,为临床、教学和科研任务提供便捷优质的服务。发展到今天,计算机示踪系统所承载的任务远远超出这一内涵,还包括出院登记、库房管理、中转工作站登记、病案催还等与病案流通相关的功能模块。

首先要了解计算机示踪系统中各个模块的功能和应用,病案流通的主要途径,目前病案的用途主要有患者门诊就医使用、住院治疗使用、科研和教学、医疗保险、社会保险、医疗纠纷、复印等,除了门诊和住院医疗使用病案以外,其他方式使用病案都需要到窗口办理相应借阅手续,我们暂且把他们统一归为一类叫科研和其他,于是可以得到以下流程图(图 5-2)。

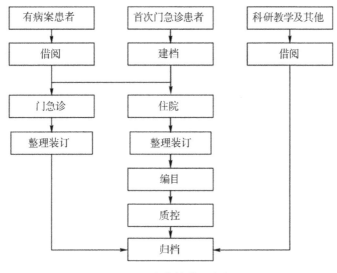

图 5-2 病案的使用流程

1.权限的控制

病案示踪系统是一部控制病案的管理系统,每一环节的操作都直接影响到病案实体的流通状态,影响病案管理人员对病案去向的判断,因此保证示踪系统信息的准确性是保证系统与病案实体流通状态同步的关键,建立完整和安全的权限管理至关重要。

工作站的权限控制:工作站是一个逻辑上的病案服务台,病案借出病案科后每经过一个工作站,都需要进行交接确认,便于病案管理者随时掌握病案的流动状态,根据病案在工作站间的交接日志,判断病案的流通进程。

用户的权限管理:用户权限的设置,一方面是为了限制未经授权的用户非法使用示踪系统,另一方面可以通过权限的设置很好地进行业务分工,使每个岗位都能各司其职,避免越权和越界的操作产生。

2.病案需求信息的获取

一般来说,病案科提供专门的服务窗口,凡到窗口即时办理的业务,不需要申请,按规定办理借阅手续即可。而对于门诊就诊和住院治疗使用的病案,病案科依据相应的业务协议主动提供病案服务。因此,在患者挂号和办理住院手续后,病案示踪系统快速、准确地从 HIS 中获取信息,为临床及时提供病案服务。

事实上,通过信息系统传递的需求种类很多,不限于门诊就诊和住院治疗,还有预约的科研病案、工作站提交的需求等,对这些需求的处理也非常重要。不同的需求提供病案的途径也有所区别,因此示踪系统必须自动将需求进行分类,并按照既定的规则顺序打印病案申请单。申请单应该在显著位置上列出病案号和姓名,方便查找人员核对病案,并明确打出使用单位的信息和具体地址。如果示踪系统应用在一家拥有多个病案库房的医院,那么相应的申请应该分别投递到病案所在的库房。除此之外,对申请单进行初步的筛选和过滤也是非常必要的环节,例如,多科挂号警告、退号退院警告、病案借出警告等,这样可以第一时间为病案查找人员提供一个大概的查找方向,减少无效劳动的产生。

3.病案借阅登记

病案一旦离开病案架,从库房中取出,为了避免发生丢失,便于随时追踪病案去向,必须进行详细的借阅登记。包括借阅的原因、使用单位、使用人、出库时间、操作人员,以及使用期限等翔实准确登记。对于科研和其他借用,就直接与使用人交接,定期催还即可。

4.工作站交接登记

工作站是病案流通过程中经过的病案服务台,也可能是病案最终送达的护士站和分诊台,负责病案的中转,可以与病案科和其他工作站进行直接沟通,处理与病案输送有关的突发事件。正常情况下病案从库房借出到使用完毕回收的流程如下。

病案库房总服务台→工作站 A→…→工作站 X→使用单位

工作站应该提供以下操作。

(1)发送确认、回收确认:用于记录经过工作站的标记点,一般用于发送或回收时目标明确且不需要病案停留的确认操作。

(2)收到确认:主要应用于病案送达目标单位时的确认操作或者由于某种原因病案需要在工作站保存一段时间,例如,出院病案在病案整理、编目、质控操作间滞留时应使用此种操作。另外,也适用于预约病案的暂时保存、科研病案保留待用及阅览室阅览等。

(3)转科操作:转科操作适用于多个科室使用同一册病案时的情况,例如,同一患者在多个门诊科室就诊,病案需要在首诊科室用完后转去第二就诊科室使用。

(4)转站操作:可用于病案在工作站间的传递。

(5)病案使用申请:病案申请是一种通知库房调取病案的需求信息,该信息会在库房终端机上显示并打印出来,同时也为病案出库时自动填写使用部门提供信息支持。

5.病案的回收

(1)门诊病案的回收:患者门诊就诊使用的病案,就诊结束使用完毕的病案由各科分诊护士集中存放在分诊台指定地点,病案回收员定时回收。回收病案要逐一进行回收确认,全天就诊结束后,末端工作站工作人员要打印出当日未回收病案的催还单,并根据催还单上列出的病案号码到相应科室的分诊台回收剩余的病案。

(2)住院病案的回收:患者住院期间病案要一直保存在相应的病房,直到患者办理出院手续,完成本次住院治疗为止。病案由负责住院病案整理的专人回收,每天早上从HIS系统中接收上一工作日出院病案信息,并打印出出院病案回收核对表格,病案回收人员再依照表格上注明的信息到病房回收病案。收回的病案整理室进行收回登记,经整理、装订,送交编目室、质控室、随诊室等,各个工作站之间交接传递一定要进行确认登记。最终一册资料完整和质量合格的病案才会流回病案库房,等待专人入库上架。

(3)科研和其他使用病案的回收:凡是由使用者到病案服务窗口借阅的病案,在使用完成后必须由使用者本人交回病案窗口。对于借出病案科使用的病案,在接近归还期限之前,系统会自动提醒病案管理者及时催还,并根据需要打印出病案催还单,必要时采用电子邮件和短信通知。

6.病案的入库登记

各个环节回收的病案最终会回到病案库房的综合服务台,上架前要对所有病案进行入库登记,登记内容包括入库人、入库时间、工作站、库房等信息。按规定的顺序排放统一归档上架。

7.病案的示踪查询

病案的示踪查询实际是示踪系统数据的一个综合展现,它可以把病案的历次使用记录、住院信息,以及变更记录整合在同一个界面中,让我们可以随时掌握病案的活动轨迹和当前动向。它的核心功能就是病案的快速定位,无论病案是处在流通环节当中还是保存在库房之内,都可以准确反映病案的当前状态。特别是出现病案丢失情况的时候,示踪查询更是帮助我们分析和解决问题的得力工具。

图5-3是从工作中截取的一个真实样例,从图中可以清晰地看出1 641例患者病案的建立时间、使用时间及每次使用的具体流程。目前这个病案就保存在库房当中,如果是借出状态,系统会自动用警告色来加以提醒。如果想了解患者的住院记录,切换一下显示页面就可以了,非常方便快捷。当然这只是个样例,

实际应用中不同软件公司会有不同的框架设计和页面风格。

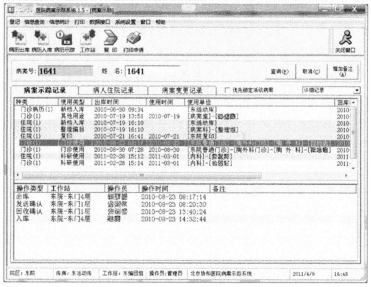

图 5-3　示踪查询

8.统计分析

病案的整体使用情况真实地反映了病案科的运行现状,对病案示踪系统的数据进行科学的挖掘和分析,可以帮助病案管理决策部门发现存在的问题,并以此为据制订管理模式、分配医疗资源、改善服务流程、提高服务质量。

(1)逾期不归病案的统计:逾期不归病案用于统计使用部门拖欠病案的情况,统计结果一方面可以用于督促相关部门及时归还病案和办理续借手续,另一方面也可作为医院绩效考核和职称晋升的参考依据。

(2)入出库情况统计:对入库、出库和工作站流量的统计可以帮助管理者了解各个岗位的工作量,是定岗定编和计算岗位津贴系数的重要依据。

(3)病案借阅情况统计:对不同时期病案借阅情况进行分析,掌握全院、科室及个人借用病案的情况和特点,以便制订有针对性地服务方案,合理安排服务资源。

(4)住院病案回收情况统计:住院病案回收情况的统计可以反映住院医师的病案完成情况,同时也可以反映病案整理员的工作情况,监督住院病案的回收质量。

(5)病案库存情况:对病案库存情况进行分析,可以及时了解病案的膨胀进度,根据病案的活动情况,定期转移活动度较低及不活动病案到备份库房,有助于合理安排库房空间。

9.字典维护

一个完善的病案示踪系统需要数据庞大的数据字典支撑,任何一个字典中的数据不准确,都会影响整个系统的稳定运行,因此字典的维护工作相当重要,不但要指定专人进行维护,而且要及时与相关系统保持沟通和同步,制订周密的维护计划。科别字典和医师字典涉及的应用范围广泛,最好与 HIS 系统有统一的维护方案。示踪系统内部字典可以单独维护,例如,病案类别字典、病案使用类别字典、库房等。

二、病案借阅的控制

做好病案借阅的控制是为了达到病案管理的目的,使之能更好地、及时准确地为各方面使用者提供所需要的病案信息,充分体现病案的价值及其信息的实际效益。病案管理最基本的也是最重要的工作之一,就是对病案实施有效地控制,切实掌握每份病案的流动情况。

(一)控制借阅病案的方式

如病案需借出病案科使用或病案科内无阅览条件,在病案离开病案科前,必须办理借阅病案的手续,便于病案管理人员掌握和控制病案的流动情况。

(1)病案借调登记本。

(2)计算机自动示踪系统。

(3)示踪卡。

示踪卡通常放于病案所在病案架的原位置或按一定要求集中存放。在任何情况下取用病案,没有示踪卡就不得将病案取走,这是控制病案的最重要的原则。

(二)病案借阅的控制方法

(1)病案找出后,借用人必须在示踪卡或登记簿填写各项内容,签署本人姓名。要求字迹清楚、易于辨认。病案管理人员要逐一核对。

(2)填写好的示踪卡可放于病案所在病案架的原位,或集中按病案号顺序排列于卡片盒内。

(3)病案归还后撤出示踪卡或在登记簿注销。检查归还病案的情况,然后归档上架。

(4)对示踪系统定期检查,督促借用人按期归还借阅的病案。

(三)病案借阅计算机自动示踪系统

随着现代化信息技术的发展,许多传统的病案管理方法已被现代技术取代,计算机病案示踪系统是利用信息技术的发展、条形码技术的成熟应用,将条形码自动识别技术应用到病案管理过程中的回收、整理、入库、归档、上架、下架、借(调)阅、归还的业务环节中,提高了数据采集和信息处理的速度,保证了运行环节中的准确率,为医院管理者提供翔实、准确、及时的基础数据。该系统建立在条形码技术的基础上,能够准确地对病案进行借出、追踪、归档管理,提供病案去向信息,掌握病案的流向和使用情况,掌握科研病案及再次入院病案的使用情况。使病案示踪系统更快速、简捷、准确地控制病案的流通使用。

操作方法:①每份借出病案科使用的病案,必须将有关信息输入计算机,如果使用了条形码技术,对准条形码扫描必要的信息可自动录入,注意录入借用人的姓名和录入人的标记。②病案归还后扫描条形码便可消除示踪系统中借阅病案的信息。③定期检查借阅病案的情况,督促借用人按期归还借阅的病案。

三、病案借调(阅)的管理

(1)无论采取何种借调(阅)的方式,均应由病案科专人负责管理。

(2)负责借调(阅)病案的工作人员,应按有关规章制度严格办理借调(阅)手续,并限制一次使用病案的数量,较大量的借调(阅)病案可采取分批供应的办法。

(3)借调(阅)病案的手续,对本院内或院外人员应有区别,便于管理。

(4)示踪卡应按要求存档,定期检查,及时做好归还病案的注销工作。使用自动示踪系统应及时做好有关数据的处理。

四、病案摘阅的管理

病案的摘阅管理是为病案的使用者提供阅览及摘录有关资料的工作,或进行部分资料的复印。借助于科技手段,目前在病案科做病案摘要的工作几乎被复印所替代,资料复印更能够保持原样,避免摘录的错误。做好这项工作不仅可以为患者在其他医院就医时提供参考资料,以满足患者在其他医院的医疗,亦可为司法等部门提供处理案件的依据。做好病案的摘阅工作可以大大减少病案的流动,同时又能充分发挥病案的作用,提高其资料信息的使用价值。

(一)病案可供摘阅的范围

(1)科研方面使用病案及医师撰写论文等。

(2)患者需到其他医疗部门就医的病情摘要。

(3)医疗行政部门对病案的质量检查、医疗情况的调查等。

(4)社会方面的使用。如司法部门、律师事务所、社会福利、医疗保险和其他保险等部门及使用公费医疗的事业单位。

病案科应由专人负责病案的摘阅工作,注意及时提供,并随时将使用完毕的病案归档。病情摘要一般应由指定人员完成,或由经治医师或其他临床医师根据医疗需要摘写。如需将病案送至临床科室去完成,必须做好登记及示踪工作。

(二)病案摘阅的制度

(1)凡属摘阅范围使用的病案,一律在病案科内使用,不得携出室外。

(2)院内医务人员阅览病案时应穿工作服或持借阅证,不准带包进入病案科及阅览室。

(3)外单位摘阅病案者,必须持单位正式介绍信,并经医务处、病案科主任批准后方予以接待。需抄写摘要者,经主管人员审阅后盖章有效。

(4)凡到病案科使用病案者,应自觉遵守病案科各项管理规定,不得私自拿取病案。

(5)使用者应对病案的完整、整洁和安全负责,不得私自拆卸、涂改、撕毁、玷污病案,违者应接受批评教育或处罚及连带的法律责任。

五、病案的其他控制方法

保证任何时候都能得到病案是至关重要的。病案管理人员在浩如烟海的病案中要能够迅速、准确找到需要的病案,除了精于专业理论和技术外,还必须借助各种方式方法。病案归档和检索方法的掌握和运用,是及时检索病案的保证。以病案的编号管理而论,在传统的管理工作中,不断创造了系列编号、中间位编号、尾数编号的管理方法。为了便于检索病案,避免归档排架的差错,又采用号码的颜色标记,有效地控制了病案的归档差错,使病案管理工作日臻完善。其中病案的尾号加颜色标记的归档方法即为成功之例。

除了通过病案号码颜色和排列帮助检索外,病案导卡也是一个重要的控制方法。导卡形状是在卡片的上边或侧面有一块突出的作为书写病案起止号的表头。在其突出的部位标有某一区域内的病案号,通过其指示使病案的归档及检索变得更容易、更迅速。另外当病案需要倒架挪动时,导卡可根据需要随之移动,起到指引病案位置的作用。

(一)导卡设置的数量

导卡数量的需求取决于该部分归档病案的厚度及归档的方法。确定导卡的数量可用下列公式计算:

导卡的总数=病案的总数/两导卡之间的病案数。

(二)导卡的质量

导卡应选用韧性很强的材料制作,且最好使用不同于病案的颜色做导卡,使其醒目,在整个归档区域能清楚地看到。

第六章

住院病案管理

第一节　住院病案的登记与管理

一、住院病案登记工作的概念及意义

住院病案登记工作是将有关病案的资料根据不同的目的和需要收集到一起,进行有选择的或提纲式的简记,使其成为系统的资料,便于应用和管理,它是住院病案信息管理中的一个必要的组成部分,是住院病案信息的二次开发,是住院病案信息管理的基础。做好住院病案登记工作有以下意义。

(1)住院患者登记是住院患者的明细表,便于了解每个病案号被分派给患者的情况,等于住院病案编号的总目录,掌握住院病案发展的动态。

(2)可明确患者是否已在医院建立有住院病案,避免住院病案号码的重复发放或将相同的号码发给不同的患者。保证住院病案信息管理系统的完整性,是进行系统编号管理的关键。

(3)住院患者的各种登记是统计的原始数据,完成住院患者有关的医疗统计。

(4)对病案信息进行二次加工的各种登记,为住院病案信息的开发利用提供了多途径查找检索的线索。

(5)了解各临床科室的住院情况:以病案编号为序的住院病案登记是掌握住院病案发展的明细表,患者每次住院都要进行登记,以便掌握住院病案的流动情况。住院病案的多项登记往往能够解决一些其他资料检索时不能解决的问题,弥补其他工作的不足,它可以起到充实病案查找线索的作用。因而登记工作从一开始就要做到登记资料的完整、准确,从登记内容的安排和设计上产生出合理

的效应。随着计算机在病案信息管理中的应用,烦琐的手工住院病案登记已逐步退出,取而代之的是通过计算机的简单操作即可完成涵盖病案信息的多种登记。

二、住院病案登记的要点

(一)第一次住院的患者

患者第一次到医院住院,应该作为一个新患者登记,但必须问清楚患者是否住过院,以证实是不是新住院患者,尽管患者认为未曾住过院,住院登记处的工作人员也应与病案科核对,确定是否真的没有建立过住院病案。

现在,住院登记处工作人员利用医院计算机 HIS 系统输入患者就诊卡号,就可直接了解患者是否第一次住院,或历次住院的基本信息。

如果患者没有建立过住院病案,就要收集患者的身份证明资料,记录在新的住院病案首页上,并给予登记号即病案号。在发出的登记号下登记患者的姓名以免今后发放重复号码。登记应包括以下内容:登记号(病案号)、患者姓名、登记日期、科别。举例如下。

172842 林中 男 2008 年 10 月 8 日 外科

医院计算机 HIS 系统对住院患者登记已程序化,内容详细、准确,计算机控制新住院病案号发放,解决了以往人工登记多点派发新住院病案号的混乱现象。利用激光打印住院病案首页基本信息取代了以往人工填写。

(二)有住院病案的患者

如果患者曾经住过院即已有住院病案,使用原病案号,通知病案科将原住院病案送达病室。并根据提供的信息核对住院患者姓名索引卡,记录所有信息变化情况。

计算机化管理住院患者姓名索引,已将以往的纸质资料全部输入微机便于查询、利用,便于随时记录变化情况。

需要说明的是患者就诊卡的使用,实际上患者第一次来院就诊时即有了 ID 号及病案号,患者在办理住院登记时,只需核对就诊卡显示的患者基本信息,根据病案首页的项目做缺项补充,使用就诊卡原有的病案号。

(三)出院患者的病案处理

对于每天出院的病案,应根据要求按病案号的顺序分别记录于各种登记簿中。或计算机录入住院病案的各种登记记录,使资料更准确、更清楚,查找更快,存储更方便。

三、住院病案登记的种类

(一)住院病案登记

患者入院时,就应建立住院病案登记,以病案号为序,登记患者的身份证明资料等,患者出院补充登记有关出院的情况,并作为永久保存的资料。

1.登记的内容

(1)必要项目:病案号、患者姓名、性别、年龄、身份证号码、入院日期、出院日期、科别、病室。

(2)其他项目:籍贯、职业、出院诊断、入院诊断、手术操作名称、治疗结果及切口愈合情况。

2.登记的形式及作用。

(1)卡片式登记:一般适用于一号制管理的病案。患者建立了门诊病案仅有部分患者需要住院治疗,由于门诊病案的数量发展快,手工登记工作量很大,一般不做病案登记,患者住院则形成了登记号码的间断,实行一号制管理病案采用卡片式登记,可随时按病案号调整卡片的位置,满足住院病案登记依病案号的大小顺序排列的要求。

(2)书本式登记:适用于按病案号次序连贯登记的两号集中制或两号分开制的住院病案。①由于按患者住院先后编号登记,自然成为按患者住院日期进行登记,这就提供了按患者住院日期查找病案的线索。②疾病诊断、手术名称、性别、年龄、职业等项目,以及再次住院患者的登记,都可作为统计的原始资料,提供各项统计数据。③由于患者住院登记的项目较全,可以从中查找出某一项需要的资料,而不必调用病案,因而可以省去很多人力,也可以减少病案的磨损。④住院病案总目录的登记能准确掌握住院病案的全貌,显示病案的发展数字;可以了解住院患者的基本信息,如主要疾病诊断、治疗结果等。患者姓名索引是以患者姓名索取病案号码,进而查询病案资料;通过住院病案总登记,可从病案号了解该病案所属患者的姓名与基本情况。

(3)计算机登记:HIS系统从患者建卡就诊即录入了患者的基本信息,患者住院的有关信息设计高质量的计算机数据库即可完成各项登记,便于信息的加工和检索,同时可以充分发挥登记的作用和对资料的利用,全面地掌握病案整体情况。

从完善病案信息管理系统来讲,不论是门诊还是住院病案的建立,亦不论是一号制或两号制的病案管理,在建立病案时都应按号登记,以掌握病案号的分配、使用,整体及个体病案的发展情况。因为门诊患者多,病案发展快而对门诊病案号的分派不予登记,是管理上的缺陷。计算机系统化的应用则可完成被分派病案号的患者所有信息,避免上述管理问题。

(二)各科出院患者登记

各科出院患者登记是永久性的记录。是按患者出院时的科别及出院日期的先后登记的。

1.主要项目

科别、病案号、患者姓名、性别、年龄、出院日期、入院日期、住院天数、出院诊断、手术名称、切口愈合情况、治疗结果等。

2.各科出院患者登记的作用

(1)是查找病案的一个途径,可按出院日期或科别来查找所需的病案。

(2)可为病案讨论提供即时病案,或为检查某段时间的医疗情况提供所需的病案。

(3)帮助统计工作提供部分原始数据。

(4)核对检查完成及未完成病案,以掌握住院病案的归档情况。

(三)转科登记

1.项目

除一般登记的必要项目外还应有入院日期、转出科别、转入科别、转科日期、疾病诊断。

2.作用

主要作为统计的原始资料,也可作为提供查找病案的原始记录。

(四)诊断符合情况登记

1.项目

必要的登记项目及入院日期、科别、入院诊断、出院日期、出院诊断、医师姓名等,亦可包括门诊诊断、术后诊断、病理诊断等。只记录经临床证实、检验检查证实误诊、漏诊等不符合的病例。

2.作用

它既是统计的原始资料又可作为病案管理的永久性资料。①可以通过登记掌握出入院诊断的符合情况,了解医院、诊所及社区医疗单位的整体医疗水平或医师的诊断水平、业务能力。②可帮助查找某一时期有误诊、漏诊情况的病案,以利开展病例讨论,总结经验教训,提高诊断水平和医疗质量。③可作为考核、晋升医师职称时的参考依据。

据我国目前状况对于各种疾病的诊断符合率,没有提供界定的硬指标,鉴于此种情况作为信息资料的开发利用,对每份出院病案进行此项登记无实际意义。建议只登记经临床、手术或病理证实的误诊、漏诊的病例,更具有实际意义。

(五)死亡与尸体病理检查登记

1.项目

必要项目及死亡日期、科别、死亡诊断、尸检号、病理诊断等。

2.作用

通过它可以掌握全部死亡和尸检病例的情况,从而:①迅速准确地提供死亡和尸检的病案。②作为统计的原始资料,可统计医院内某一时期的死亡及尸检情况。③从中分析临床诊断与尸检病理诊断的符合率,了解医院、诊所的诊断水平。④根据死亡病案,分析死亡原因,检查和分析医疗工作质量。

病案的登记虽然种类繁多,在用手工操作时要根据不同功能、作用重复抄录,如今医院 HIS 系统的建立,病案首页信息的全部录入通过不同的项目组合可达到随意检索的目的,提高了病案信息的利用率,极大地减轻了病案管理人员的工作负担。

第二节　住院病案内容的排列

一、住院病案的形成

病案的形成是在患者首次与医疗部门接触开始,是医务人员对患者所做的咨询、问诊、检查、诊断、治疗和其他服务过程医疗信息的积累,这种积累使每个患者的医疗信息记录都具有一定的连贯性和连续性。

(一)住院病案的形成

从患者开始办理住院手续到出院的全部过程是医院内所有工作人员为患者服务的过程,是医务人员(医师、护士、实验室及其他医技科室的人员)、营养师、住院处及结账处、病案科的工作人员相互协作,整个过程产生了大量有价值的医疗信息,这些信息经过病案管理人员的整理、加工形成了住院病案。

1.建立住院病案并分派病案号

患者在门诊就医经医师确定需住院治疗者,持医师所开具的住院证在住院处办理住院手续,住院处为其建立住院病案并分派一个住院病案号(适用于两号分开制的病案管理)后进入病房。如患者是再次住院,住院处须立即通知病案科将患者以前的病案送达病房。

2.病房医师、护士的诊疗和护理记录

病房医师要连续详细地记载患者的发病、诊断、治疗及最后的结果,整个过程包括病程、诊查所见、治疗和各种检查结果;护士要记录有关护理观察和治疗计划及为患者所作的其他服务的资料。

3.患者的治疗过程、最后诊断和出院记录

患者出院时,医师要在病程记录的下面记载患者出院时的状况、诊断、治疗及患者是否需要随诊;医师要写出院记录,展示评判治疗、支持诊断的全部资料,并记录最后结果及出院后的注意事项;要在病案首页上记录主要诊断,以及其他诊断、手术操作名称、转归情况,注意在病案首页上签名以示对病案资料负责。

4.患者住院期间的所有资料返回病案科

患者在出院处办理好出院手续后,其在住院期间的所有资料都被送到病案科。

5.病案的整理、装订和归档

病案管理人员将患者的所有资料按一定要求进行整理、装订后即形成了住院病案,并入病案库归档保存。

(二)一份完整病案的标准

一份完整的病案必须包括"按事情发生的先后顺序记录的充分资料以评判诊断,保证治疗及最后效果"。完整的医疗记录的标准如下。

(1)有足够的资料证实已作出的诊断。

(2)叙述执行的是什么手术,为什么要做,做了什么,有什么发现,并详细叙述麻醉过程。

(3)叙述最后的诊断及外科手术操作。

(4)由治疗患者的医务工作者签名以证实无误。

(5)如果病案是逐步汇集的,应有足够的资料使其他医师或卫生工作人员能够接管对该患者的治疗(如交接班记录)。

(6)完整地收集患者所有医疗资料及相关资料。

(7)严格按照资料顺序的规定进行整理、装订。

(8)完成病历摘要、疾病和手术分类的编码和各种索引,满足了保存病案的目的。

(9)准确无误地归档。

二、病案的排列方式

作为病案工作者,必须始终重视患者资料的完整性和准确性,使之可随时用于患者的现在和将来的医疗。医疗记录的组织可以按患者资料来源或患者的问题进行。病案资料排列的原则,要以符合人们按时间发展的阅读习惯,能够迅速找到所需要资料的顺序排列。

(一)一体化病案(integrated medical records,IMR)

一体化病案是指所有的病案资料严格按照日期顺序排列,各种不同来源的资料混合排放在一起。

在一体化病案记录中,同一天期内的病史记录、体格检查记录之后可能排放着病程记录、护理记录、X光报告、会诊记录或其他资料。每一次住院的资料在病案中用明显的标志分开。

采用一体化病案形式的优点是向使用者提供了一个按时间发展顺序表示的某一医疗事件的全貌。其缺点是几乎不可能进行同类信息的比较。例如,了解血糖水平的变化,检查记录放在病案中的不同位置,从而使查找和比较都很困难。信息一体化可有不同程度的实施,最常见的是一体化的病程记录,即所有病程记录按时间顺序排列,而其他资料另外排放。

(二)资料来源定向病案(source oriented medical records,SOMR)

资料来源定向病案是根据资料来源排列的病案,将不同来源的资料按同类资料集中在一起,再分别按时间顺序排列。如医师的记录、护士的记录、实验室检查资料等分别收集起来,按时间发展的先后顺序排列。我国的病案内容排列大都采取这种方法。

病案作为信息交流的工具,怎样能更有效地迅速地检索、提供资料,是发挥病案的价值并使其具有保存意义的关键。在许多情况下,病案内的资料不易检索、不能被有效地开发利用,这是因为医疗记录往往是随时性记录,是在入院录、病史、病程记录、护士记录或X线和其他实验室报告中无组织地、凌乱地、分散地记录,而且通常又没有指明疾病情况或问题的标记,病案常常越来越厚,显得杂乱无章,致使重要资料的检索既困难又无可奈何,也为医务人员内部交流设置了障碍。

在国外许多专家认为,解决这个问题的最好办法就是要使病案结构化,又称"结构病案",也有人称为表格病案。结构病案是指一种计划好的表格,其使用的语言与设计形式是统一的,所有用该表格的人都要遵循同一种形式,这种病案的构成能适用于所有情形。

结构病案很容易实行自动化的管理。随着目前医疗领域中计算机的使用不断增加,结构病案有利于实现使人工到自动化系统的转变。但是,完全性结构病案缺乏对个别问题进行描述的空间,因而使医务人员感觉很受格局的限制。

这说明,病案的结构化并非等于完全采用表格记录的方式,例如,病程记录往往需要进行描述,所需的记录空间要大,表格的限制将使记录受到影响而可能造成资料不全。因而,病案的结构化适用于"既定性信息"的记录,如病案首页等医疗表格。

(三)问题定向病案(problem oriented medical records,POMR)

1.问题定向病案的概念

问题定向病案是根据问题记录排列的病案,是为满足各种标准而建立的一种结构病案的形式。问题定向病案是由劳伦斯·韦德(Lawrence Weed)博士于20世纪50年代后期首先设计的。这一概念要求医师在问题的总数和内部关系这方面研究患者所有的问题,分别地处理每个问题,并促使医师确定和处理每个问题的路径都很清楚。它可以在获得所有事实的基础上对此进行评价。

劳伦斯·韦德博士于1969年写出了Medical Records Medical Education and Patient Care一书,他在序言中指出:要达到医疗效果,有两个必备的基本手段,即开发可能为所有的人提供医疗信息的交流系统;建立对患者问题和病情发展过程明确表述的系统。他认为过去的病历书写有如下欠缺:①对患者不能充分发挥医务人员集体的综合效应(群体医疗作用)。②对患者的资料、数据的收集和积累不完全,不恰当。③缺乏对日常诊疗的检查、核对机制。④资料难以综合高度分化的各专科的医疗情况。

问题定向病案和过去的诊疗记录有着根本的区别,过去的诊疗记录,是中世纪以来长期习惯使用的流水账式书写方式,是以医护人员为中心而撰写的备忘录,其内容是主观的、冗长的、罗列的、分散的;而问题定向病案是一种科学的综合记录,它对取得的信息进行归纳、分析,列出问题一览表。问题是从患者整体(社会的、心理的、医学的)中找到的,据此可以制订合理的医疗方案,其内容是提炼的、简明的、有说服力的,是一目了然的。

2.问题定向病案的组成部分

(1)数据库(基础资料):建立问题定向病案的第一步是建立一个综合的数据库。内容包括患者的主诉、现病史、过去医疗史(既往史)、系统检查及体格检查的结果。

(2)问题目录:数据库一旦收集,应对资料进行评价并建立问题目录。每个问题对应一个编号。问题目录放在病案的前面,就如同一本书中的内容目录,即问题的编号名称像书中的章节、页号及题目一样。而在资料来源定向记录与问题定向病案记录之间概念上最大的不同就是问题目录。

特征:问题定向病案记录是在填表者理解水平的基础上表达问题,问题目录不包括诊断印象,它是治疗计划中的一部分。

"问题"的含义:问题这一术语,是指需要管理或有诊断意义的检查,即指任何影响个体健康生存及生活质量的情况,因而它可以是内科、外科、产科、社会的问题或精神病学问题等。

问题目录的内容:在设计问题目录时,每个问题都要注上日期、编号、标题、活动问题、非活动问题、已解决的问题。①活动性问题:是指患者目前存在的,影响健康的,需要解决的问题。②非活动性问题:是指患者过去的一些重要的病史,手术史和过敏史及本次住院期间已解决了的问题。③活动性问题的列表标准:患者存在的活动性问题,一些需要继续观察治疗的情况及高度可能复发的疾病均作为活动问题列表的标准,活动性问题一旦解决,就应列到非活动性问题栏目中。记录活动性问题的方法:当病情不明确时,记录临床表现,一旦明确了诊断,就在其后画个箭头并随之填上诊断。

问题目录的作用:登记了所有的问题;在以患者为整体的治疗过程中保持了资料的有效、全面和可靠;可用于本专业人员、患者及其他医务工作者进行交流;清楚地指明了问题的状况是活动的、非活动的,还是已经解决的;可作为医疗指导。

(3)最初的计划:根据问题目录中所确定的问题,制订患者问题管理的最初计划,是使用问题定向病案进行计划医疗的第三个步骤。①诊断性计划:为了收集更多的资料而做的计划,如为辅助诊断需要做的实验检查计划等。②治疗性计划:为患者治疗所做的计划。③患者教育计划:计划告诉患者要为其做些什么。

(4)病程记录:这是问题定向病案记录的第四个步骤。病程记录必须是按问题编制,因为对每一问题都要分别处理,故每一问题一定要通过其编号及名称清楚地表示出来。病程记录可以是叙述性的,也可以是流程表式的。

叙述性记录又分为 SOAP 4 个项目,通常记录时先写日期,再以每个问题的编号和标题为引导。

S(subjective data):由患者直接提供的主观信息。如患者的主诉、症状、感受等。

O(objective data):由医师或护士获得的客观信息。

A(assessment):医师或护士的判断、分析和评价。

P(plant):对患者诊断、治疗的计划。

病程记录的作用:病程记录的这种结构类型提高了医师处理每个问题的能力及决定问题的途径,可显示出医师思维过程的条理性;如果书写正确,可使每个参与医疗和质量评价的人,对每个问题的理解及所进行的管理都会很清楚,便于对患者的治疗及对医疗质量的评价。

流程表(flow chart/sheet):①适用:处理复杂快速变化的问题,它是观察患者病程最适当的方式。②用途:即可用于问题定向病案(POMR),也可用于资料来源定向病案(SOMR)。③设计流程表的步骤:应首先确定使用流程表的具体临床科室;确定所需要监护患者的状况;确定提供最大关注时所需资料收集的监护频率,这通常都在表格的上端指出。使用流程表的临床状况通常决定监护频率。

流程表是病程记录的一种特殊表格,在得到批准后,方可放到病案中,没有必要一定要将其放入每一份问题定向或来源定向病案中。

(5)出院摘要:完成病案的最后一步是准备出院摘要,在问题定向病案中,这项工作很容易做。医师在做问题定向病案的出院摘要时,可简要地总结已为患者解决了的特殊问题的治疗结果,并可着重介绍出院时没有解决的问题及简要地指出将来的诊断、治疗及教育计划。这一切均可从问题表上反映出来。

在结构式问题定向病案中,使用逻辑的显示系统是从数据库收集资料开始的。随后是问题目录,它可以帮助医师确定患者出现的问题,这一资料放在病案的前面,使负责治疗患者的每个医务人员都能知道患者的所有问题。从数据库和问题目录中,产生了治疗的最初计划及诊断性检查,即治疗患者的医师决定去做什么。然后是通过使用 SOAP 的方法记录问题,说明贯彻执行的情况。

3.问题定向病案的作用

问题定向病案是一种很有用的交流工具,它可以使病案资料能明确地显示出来,并促进了医师与其他医务人员之间的交流。

正如前面提到的,结构病案在系统中促进了临床科研、教学与计算机的应用,完善了医疗评价的资料检索。它通过把患者看作是一个整体,而不是孤立的事件或情节,从而提高了医疗质量。

4.问题定向病案的应用范围

这种结构式问题定向病案不是广泛使用的,特别是在那些较大且繁忙的医院不大适宜。它主要在一些小医院、诊所或初级卫生保健中心比较广泛地被使用。

5.问题定向病案书写方式的主要优点

(1)书写的过程要求医师全面考虑和处理患者的所有问题。

(2)或多或少地迫使医师按问题的严重程度的顺序,去解释和处理患者的问题。

(3)使医师或其他人员在使用病案时,能够按照任何一个问题的进程了解患者的情况。

6.病案人员的责任

不管病案是按问题定向还是来源定向进行组织,病案工作人员均应该帮助医师及其他医务工作人员准备结构合理的表格,以促进资料的收集,并且使他们很容易得到所有不同层次的资料。

三、出院病案排列次序

我国最常用的住院病案排列是按资料来源排列次序。各部分病案记录的编排应按照日期的先后顺序,但患者在治疗期间与其出院后的病案编排顺序几乎相反,特别是护理记录及医嘱部分是按日期倒排的次序排列。原因是患者治疗期间,医师所要参阅的是患者最近的病情及其医疗措施,故将最近的记录放在最上面。患者出院后病案装订成册是永久性的保存形式,故应按日期先后顺序编排。这里提出的病案内容的排列顺序并非绝对的标准,但它是根据"使用上的要求"这一原则进行编排的,这个"要求"是病案排列的目的,便于资料的参考和使用。

(一)出院病案一般可分为六个部分

(1)病案首页:患者的鉴别资料。

(2)患者住院前的门诊记录。

(3)医疗部分:医师对疾病进行诊断、治疗所做的记录。

(4)检验记录:各种检查化验的记录和报告单。

（5）护理记录：护理人员对患者的观察、处置、护理所做的各项记录。

（6）各种证明资料：如手术操作知情同意书、各种证明书等。

（二）住院期间病案的一般排列顺序

（1）体温单（按日期先后倒排）。

（2）医嘱记录单（按日期先后倒排）。

（3）入院记录，入院病历。

（4）诊断分析及诊疗计划。

（5）病程记录（按日期先后顺排），包括计划治疗内容。遇有手术时，尚须填写下列记录单：手术前讨论记录单；麻醉访视记录单；麻醉记录单（按病程记录次序顺排）；手术记录单（按病程记录次序顺排）；手术室护理记录单；手术物品清点单；手术后记录（即手术后病程记录，排在该次手术记录后；如再有手术，应按先后顺序接在后面），出院或死亡记录。

（6）特殊病情及特殊治疗记录单（按日期先后顺排）。

（7）会诊记录单（按会诊日期先后顺排）。

（8）X线透视及摄片检查报告单（按检查日期先后顺排）。

（9）病理检查报告单（按检查日期先后顺排）。

（10）特殊检查报告单（如心电图、超声、放射性核素、CT、磁共振等，按检验日期先后顺排）。

（11）检验记录单（按页码次序顺排）。

（12）检验报告单（按报告日期顺排，自上而下，浮贴于专用纸左边）。

（13）中医处方记录单。

（14）特别护理记录单（正在进行特别护理时放在特护夹内）。

（15）病案首页。

（16）住院证。

（17）门诊病案。

（18）上次住院病案或其他医院记录。

（三）出院病案的一般排列顺序

（1）目录页（包括诊断、手术、出入院日期等，一次住院者可以省略，该部分内容由病案科填写）。

（2）住院病案首页。

（3）患者住院前的门诊记录。

(4)入院记录、入院病历包括：患者一般情况、主诉、现病史、既往史、个人史、婚育史、月经史、家族史、体格检查、专科情况、辅助检查、初步诊断、拟诊讨论。

(5)病程记录（均按日期先后排列）包括首次病程记录、日常病程记录、上级查房记录、疑难病例讨论记录、交接班记录、转科记录、阶段小结、抢救记录、有创诊疗操作记录、会诊记录、术前记录、术前讨论记录、麻醉术前访视记录、麻醉记录、手术记录、手术安全核查记录、手术清点记录、术后首次病程记录、麻醉术后访视记录、出院记录或死亡记录、死亡讨论记录、其他一切有关病程进展的记录。

(6)治疗图表。

(7)治疗计划。

(8)X线报告。

(9)各种特殊检查报告（心、脑、肾等）。

(10)血尿便痰常规检查登记单。

(11)各种化验回报。

(12)病理检查回报。

(13)特别护理记录。

(14)体温脉搏图表。

(15)医嘱单。

(16)新生儿病历。

(17)入院证、病危通知书、领尸单等。

(18)手术操作知情同意书、输血治疗知情同意书、特殊检查和治疗知情同意书。

(19)护士病案（如患者死亡护理记录、液体出入量记录等）。

(20)随诊或追查记录。

(21)来往信件（有关患者治疗情况的材料）、证明书。

(22)尸体病理检查报告。

第三节　住院病案信息的收集与整理

一、住院病案信息的基本内容

病案信息管理人员必须了解病案所包含的内容。住院病案保存了医务人员对患者进行医疗的有关信息,它准确地记录了诊疗的事实,起到支持诊断、评判治疗效果的作用。因此病案信息管理人员在收集与整理住院病案时,首先必须清楚地知道病案的基本内容。

(一)患者鉴别信息(即患者身份证明资料)

病案必须包括足够的信息用于鉴别患者的病案。如病案号、患者姓名、性别、出生年月、年龄、民族、国籍、工作单位、家庭住址、籍贯、身份证号码、就诊卡号等。

(二)患者的病史信息

记录患者的主诉、现病史、既往病史、个人史及婚育史,以及家族的疾病史。

(三)有关的体格检查信息

记录一些与本次病情有关的身体检查及常规的体格检查情况。通常指呼吸系统(肺)、循环系统(心脏、血压)、消化系统(肝、脾)、神经系统的叩、听、触、扣的检查记录等。

(四)病程记录

记录患者病情的发生、发展及转归过程。住院患者的病程信息在时间上往往具有连续性和连贯性。门诊病案则只有在患者再次就诊时才有记录,因此其能否连贯记录取决于患者的就诊情况。

(五)诊断及治疗医嘱

主要包括医师的会诊记录(会诊指当患者在治疗过程中疑有其他科的病情时,请其他科或其他医院的医师共同对该患者的病情作出诊断和治疗的活动过程)、拟诊讨论记录、治疗计划、所施治疗方法的医嘱(医嘱指医师为患者的检查及治疗给予护士的指示记录,医嘱分为口头医嘱、临时医嘱、长期医嘱)。门诊病案的医嘱记录形式与住院病案不同,它只被简单地记录于当日诊疗记录中,不作为病案整理的内容。

(六)患者知情同意书

通常用于住院患者或急诊留诊观察的患者。它包括患者病重、病危通知书(此通知书是下达给患者家属的,为一式两份,患者家属及院方各执一份);医疗操作、手术同意书(凡进行具有一定危险性或对患者可能造成一定不良影响的操作时,需征得患者或患者家属或授权人的签字同意方能进行)。患者知情同意书具有一定的法律作用。

(七)临床观察记录

临床观察记录是医师及护士对住院患者或急诊留诊观察的患者病情观察的记录。如患者体温单、护理单、特别护理记录等。

(八)操作及实验室检查报告

如临床所做的腰椎穿刺(抽取脑脊液)、骨穿(骨髓穿刺)、活组织检查、内镜检查等的报告单;各种生化检验如血、尿、便常规报告单;影像学检查(如 X 线、CT 扫描、磁共振、超声波检查等)报告;心电图、脑电图、肌电图检查报告单等。

(九)医疗结束时的结论

患者住院期间的医疗结束时,通常要有出院记录,其内容包括最后的诊断、治疗后的结果及治疗的主要过程(内容简明扼要)、对患者出院后的建议等。

(十)病案的特殊标志

不论是住院病案还是门诊病案,有些重要的医疗信息需要使用特殊的标志,以便迅速引起使用者的注意。例如,青霉素过敏、装有心脏起搏器或肾透析的患者等,这些信息应在病案首页以特殊的标志显示出来。如果这些内容出现在病案资料的其他地方,应使用色标以表示这是使用者需注意的特殊和重要的资料。病案管理者在整理病案时,有提醒医师对重要问题或事件等信息的遗漏应及时补充的义务,并按有关规定作出明显的标志。

二、出院病案的回收

出院病案能否及时回收,关系到医疗机构各类统计报表的生成、病案数字化储存、临床医师借阅、患者复印资料等工作的顺利进行。国家卫生行政部门要求医疗机构产生的某些信息、数据及时上报。因此出院病案在规定时限内及时收回是非常重要的一项工作。

病案管理人员应在患者出院后的 24 小时之内将所有出院病案全部收回,因此这项工作每天都要履行。收集出院病案可依据各病房出院患者日报表进行核收,但由于某种原因医师未能完成病案记录,导致个别病案不能按时收回。因此对未能按时收回的病案,应有记录。在收取出院病案时应注意收取患者住院前送达病房的门(急)诊或住院病案,以及滞后的检验检查报告单(即患者已经出院这些检验检查报告单才送回到病房或出院处),这样才能保证病案信息资料的完整性。

有些地区和单位将出院病案回收的时间定为患者出院后 3 天或 7 天,有些单位每月月底回收一次,甚至未经病案科收回,病案即从病房被取走,这不是好的工作作风,也是长期困扰病案管理人员的难题。国家规定患者出院 24 小时完成出院记录,实际上决定患者出院时医师就应完成出院记录,形成"今日事,今日毕"良好的工作习惯。延迟 3 天或 7 天才去完成应于患者出院当日就应完成的工作,延迟数天追补记录,未能建立一个良好的工作秩序,难免出现误差。将患者出院数天的病案共同滞留于病房容易造成资料的混乱、丢失,不利于病案的安全管理,给病案统计工作带来的是多方面影响。有关国家统计报表的数据不能及时上报,患者复印病历、医保费用理赔、其他参考查询病案资料均不能及时提供;病案的整理、编码、质量监控、归档都不能按时完成。作为病案管理者要勇于坚持原则,督促医院领导和医务人员按规定于患者出院 24 小时内收回病案。

三、出院病案的整理

(一)出院病案的整理

出院病案的整理工作是将各方面的资料收集起来,按照一定的组织系统及要求加以编排整理,在整理过程中进行病案资料质和量的分析,并检查病案内的各个组成部分,以确保资料的完整性、准确性,使病案的组织统一化,内容系统化,便于使用时能较快地找到所需要的资料。

出院病案的整理是一项极细致的工作,不只是单纯的排序、装订。病案管理人员要负责对病案的书写质量作出鉴别分析,促使医务人员提供完整的病案记录。每份住院病案的内容都比较复杂,包含有各种不同的记录,各种疾病的常规检查亦各不相同,患者签署的知情同意书则是赋予医师行医的职权,这些记录都是医师对患者实施正确诊疗的依据。有些病案则是今后医疗、教学、科研及法律方面的重要资料,病案管理人员在每天整理分析病案时,必须认真检查各项记录是否完整。根据《病历书写基本规范》要求,每册出院病案其所涉及的项目必须填写完整;每种疾病的常规检查和必要的特殊检查一定要齐全;所有手术操作中切除的组织必须有病理学检查报告;每项记录表单必须有患者的姓名、病案号、日期及医师签字。这样才能保证病案信息的准确性、完整性。既为患者的继续医疗提供了有效的医疗资料,也能很好地保护患者、医护人员及医疗机构的法律权益。因此对出院病案的整理在质和量上都有较高的要求,这就要求病案管理者具备一定的基础医学和临床医学知识,对正确的病案记录有详细的了解,能够根据病案记录分析病案内容的完整性,并按要求整理出合格的病案。

(二)任务

(1)每天上午到各病房收集前一天(24 小时内)出院患者的病案及住院前的老病案,同时送达患者在门诊时的检查检验回报单。

(2)按照整理要求及出院病案内容排列顺序的规定做好整理、编序、装订工作。

(3)负责有关病案的出院及分科登记工作。

(4)负责督促有关医师及时完成病案记录。

(5)负责对出院病案书写质量的检查,发现问题及时反馈有关科室医师或向领导反映,保证病案记录的完整性。

(6)负责住院病案完成后病历页码的标注。

(三)要求

(1)按时收回或签收出院病案,应注意收回老病案,个别未能按时收回的病案应有记录,并提示医师按规定的时限及时送交病案科,或在短时间内再次前往病房收取。

(2)整理出院病案必须逐页检查姓名、病案号;检查病案书写的字迹是否清晰、工整、易认;检查各种必要的检验检查报告是否齐全,并及时追索未回的报告,对已有报告的粘贴不合乎要求的应重新粘贴;每页记录的右上角应书写页码。

(3)检查各项记录是否完整,发现记录不全、有书写差错者,应及时通知有关医师补写或重写,保证病案资料准确与完整。

(4)及时准确地做好出院病案的各种登记,字迹应工整、易认,不准潦草,且必须用钢笔书写。登记出院日期必须将年、月、日注明,不准只写月、日不记年份。

(5)使用病案全程计算机网络化管理时,应及时录入患者出院的信息,保证各项登记完整,便于查阅和检索。

(6)病案装订时应以左边和底边为准,将所有记录页对齐,如用线绳装订应勒紧,使之平整。

(四)出院病案整理工作流程

(1)在患者出院前一天,病房经治医师将出院病案、门诊病案、出院证明、诊断证明和出院后用药处方等填写并签字后,由总务护士或护士长将病案按规定顺序整理后,放入固定地点,病案应在患者出院后24 小时内由病案管理人员回收至病案科。每月至少由主治医师主持召开一次出院病案讨论会,总结检查病案书写质量和各种记录是否齐全,补充完善后由主治医师签字、归档,出院病案讨论会是一次很好的临床带教活动,科主任应同时参加。

(2)一切诊治结果报告,如病理检查报告及病理图片、特种治疗的报告单各种检查检验单等,均应及时归入病案。

(3)病案科对出院病案必须按规定次序排列,对各项记录应再次检查、整理。

(4)将整理好的病案,加盖封面、封底或封袋,并在封面显著位置盖印或以墨水正楷书写病案号码、姓名、入院及出院日期,然后装订、标注页码。死亡患者的门诊病案应附于住院病案的后面。

(5)病案科于每月月底清点出院病案份数,如有缺少应及时查找归档。

(6)已装订的病案,在住院病案总目录(出入院患者总登记本)上将出院日期、转归情况等逐项进行登记,并进行疾病和手术操作分类编目,死亡患者应进行死亡登记或死亡患者编目。

(7)编目完毕的病案,应及时按病案号顺序排列归档。

(8)收到病区用毕退回的其他医院病案,应及时在病案收发本上登记,然后挂号寄还原医院。

四、各种检查、检验报告的管理

(一)检查、检验报告管理的意义

医疗事业的不断发展,使现代医疗工作中各种检查、检验手段成为证实疾病诊断,肯定治疗方法不可缺少的辅助医疗工作,其对科研、教学尤有重要意义。现代临床实验室的检查方法日趋完善复杂,其中有许多检查对于寻找病因、病灶的定性、定位、确定诊断及治疗方法具有重大的意义。随着工业和科学的不断发展,医疗仪器设备日益精密复杂,临床医学、科学研究日益广泛地使用各种器械、特殊装置对人体某一系统或器官的功能状态进行检查测定,这对了解病变的部位、范围、性质和程度,疾病的诊断,特别是对一些疾病的早期诊断、预防与治疗都有极大的意义。目前,各种实验检查项目有数千种之多,各种医疗器械检查的功能测定的项目,据不完全统计也有上千项。而这些检查、检验设备并非临床医师一人所能操作,因此每项检查、检验都必须由医师为患者开出申请单,经过实验室为患者检查、检验后,再将结果回报给医师,但大部分结果由于其滞后性而回到病案科后才被归入到病案内。各种检验回报和特殊检查记录都是病案资料的重要组成部分,也是病案管理中对病案内容质量检查的一项重点,做好了检

查、检验回报的管理才能保证病案资料的完整性。如果病案管理人员未把检验检查结果正确地归入到病案内会使医师的诊断失去重要的科学依据,影响对患者疾病的处理,尤其是使病案资料的价值受到了很大的损失。因此,对这项工作应进行严密的科学管理。

(二)检查、检验报告管理的任务

(1)负责整理、查找、粘贴各种检查、检验回报单,并将粘贴好报告单的病案归档。

(2)负责错号报告单的查对工作。

(3)保存暂时无法归档的报告单。

(三)检查、检验报告管理的方法

1.建立签收制度

对一些比较重要的报告单应建立签收制度,加强实验室人员和病案管理人员双方的责任感,减少或杜绝差错:①指定专人负责签收各种检查、检验报告单。②确定需要重点签收的检查、检验报告项目。如病理检验报告、核医学检查报告等一些特殊检查项目。③做好签收登记。准确清楚地记录签收的检查、检验报告的项目、数量、科别、日期、签收者的姓名。④若患者正在住院期间应及时将检查、检验报告单送至病房。

2.进行系统的整理

对各种检查、检验报告单的规格要求如下:①与病案记录页纸张大小相等,如心电图、脑电图、病理检查等报告单。②为病案记录页的1/2,如X线透视、超声波检查、骨髓检查等报告单。③为病案记录页的1/4,是使用最多的一种,如化验室的血、尿、便检查报告单。④极少数报告单的纸张大小不一、不合规格,如一些医疗仪器自动打印的结果单,不是过小就是大于病案记录页。对大大小小的检查、检验报告单,每天必须加以整理,使之整齐地贴放在病案内。

3.整理要求

(1)在查找病案及贴放装订报告单的过程中,必须逐一核对病案号、患者姓名,防止发生差错。

(2)住院患者的一切检查、检验报告单要按照住院病案整理顺序统一集中贴放、装订。

(3)所有小张化验单粘贴时要注意保持整齐,采用叠瓦式的粘贴,并使每张化验单的上边露出空白以供填写化验项目及结果、日期等,便于医师查找翻阅。

（4）对住院患者的化验单，要求主管医师将检查项目、结果、日期填写在报告单的上方空白处，且阴性结果用蓝色墨水填写，阳性结果用红色墨水注明。

（5）各类报告单一律沿表格用纸的左边粘贴，装订一律以病案的左边、底边为齐。若报告单的纸张过大，在不损伤记录的情况下予以剪贴，以便保持整齐。

(四)检查、检验报告管理的要求

（1）对于每天回收的患者的检查、检验报告单，应及时、全部放入病案内并整理粘贴。

（2）粘贴时应按检查日期及病案内容的排列顺序贴放。要求不错贴，不订错排列顺序。

（3）如果未查到病案的检查检验报告单，应在当日查对各登记簿及病案示踪记录，查明病案去向。

（4）在查对错号报告单时，要细致分析其错号的原因，可根据患者姓名索引查对并纠正报告单错误的病案号，核对病案记录中是否有此项检查，准确地将报告单归入病案内。

（5）对未能归档的报告单，必须保持按病案号码顺序排好，以备查找。

（6）对无法查对的差错报告单，应保存起来按时呈送医院领导，并按要求定期统计各种报告单因病案号码或姓名差错而无法归档的错误率，提供领导者参考，便于领导及时掌握情况，便于改进工作。切不可将无法归档的报告单弃之，否则当事人将要承担法律责任。

（7）对于患者的特殊检查、检验报告单要及时归档，防止丢失，稍有疏忽将造成医疗资料的损失，影响患者的继续医疗及医保患者费用的理赔，甚至造成不必要的医疗纠纷，使患者、医院和医务人员的利益受到损害。

（8）病案管理人员应认识此项工作的重要性。要熟悉业务，具有高度的责任心，与各实验室相互配合，本着对患者及医疗信息负责的态度完成任务。

第四节　住院病案的编目与检索

病案具有广泛的知识内容，是一座蕴藏着丰富医学知识的宝藏，病案管理人员对其进行整理加工及编制各种索引，是打开宝藏的钥匙，利用病案的人员可以根据不同的需要和使用目的,检索到需要的病案资料。病案管理人员对病案信息开发建立的索引有患者姓名索引、疾病分类索引、手术操作分类索引、医师索引、随诊索引等。

一、疾病分类与手术操作分类索引

疾病分类和手术操作分类编目是病案信息科学管理中的一项基本工作,是把病案首页上医师所填写的疾病诊断和手术操作或有关健康问题,用国际标准予以分类编码建成索引,以备日后科研、教学、查询、统计分析、检索之用。国家规定国标《疾病分类与代码(国际疾病分类ICD-10)》,手术操作分类 ICD-9-CM-3作为我国疾病分类和手术操作分类的标准。疾病分类涉及临床所有学科,需要掌握医学知识和相关知识,必须接受专业培训的才能胜任。特别是综合医院各专业学科齐全,接受诊治患者的病种广泛,更需要具备较强的知识。况且分类规则复杂、规定繁多,编码时必须查阅病案,非一般工作人员所能胜任。如果未经专业培训或单纯使用计算机程序编码,则必然产生分类编码的错误。国外从事疾病分类编码工作的人员必须经过专业培训,参加专业协会的考试持证上岗。如美国的注册卫生信息技术员(registered health information technician,RHIT)可以从事编码工作。1992 年美国专门设立了疾病分类资格认证考试,如编码专业证书(certified coding specialist,CCS);编码专业证书-医师为主(certified coding specialist-physician based,CCSP)(如开业医师、专科诊所编码人员)、编码助理证书(certified coding associate,CCA),只有通过资格考试,测验及格发给证书,才能上岗。我国台湾病历管理协会近些年也在举办疾病分类人员资格考试。中国医院协会病案管理专业委员会自 2005 年以来开展的国际疾病分类编码技术资格认证考试,截止到 2010 年底全国已有 990 人通过考试,促进了编码准确率的提升,为编码人员持证上岗做准备。有些地区的医保局已经规定,编码人员没有通过认证的医院不得接受医保患者。

卫生部规定 1987 年在我国使用国际疾病分类(ICD-9)进行病案首页的疾病分类编码、住院患者疾病分类统计和居民病伤死亡原因分类统计。目前我国病案的疾病编码使用的是国际疾病分类 ICD-10(第2 版);手术操作分类使用 2008 版的 ICD-9-CM-3。

(一)编码和索引制作方法

(1)以国际疾病分类作为编目的指导书籍,按规则进行分类编码。

(2)索引以疾病分类各章节的编码顺序排列。

（3）审核每份病案诊断名称、手术操作名称书写是否完整符合要求。

（4）主要诊断与主要手术操作选择是否正确。

（5）按编码查找要求准确分类确定编码。

（6）注意随时查阅病案。

（7）手工操作多采用卡片式编制索引，设备有卡片柜、导卡、索引卡。

当前信息技术的飞速发展，病案信息管理工作许多项目已被电子化所取代，更适用于疾病分类和手术操作索引，医院已普遍在 HIS 系统中用计算机操作编制疾病分类和手术操作索引。计算机操作给工作带来许多方便，提高了工作效率，然而在工作中切不可粗心大意、简单从事。编码人员一定要随时查阅、分析病案内容，做好分类编码工作。更不可在分类编码时，只按医师书写的诊断，而不加审查，完全照搬；不使用 ICD 书籍查码、核对，完全按计算机字库编码，必然产生编码的错误，这已被各地多年实践所证实。

（二）ICD 编码技能水平考试的必要性

1998 年，国务院发出《关于建立城镇职工，居民基本医疗保险制度的决定》以来，国家为了有效控制过度医疗，节约医疗资源，减轻患者负担，各地卫生领导部门纷纷出台制订按病种管理付费的方法。为规范病种的管理借鉴国际上相关诊断分组（DRGs）的管理方法，规范疾病病种管理的诊断治疗，给予准确的国际疾病分类编码，作为医疗保险单位对医疗费用理赔的依据。然而这一决定执行得并不理想，未能达到预期效果。究其原因是疾病编码的误差给医疗费用理赔核算造成困难。

世界卫生组织 1981 年在北京协和医院设立疾病分类合作中心，卫生部、国家质量监督检验检疫总局将国际疾病分类定为我国的《疾病分类与代码》的国家标准。卫生部制订下发了住院患者疾病分类统计表、居民病伤死亡原因统计表；全国统一使用的病案首页，规定要将病案首页的疾病诊断和手术操作按照国际疾病分类（ICD）进行编码，20 多年的使用情况并不乐观。以北京市对 21 家三级和二级医院 16 个病种 17 万余册病案疾病分类编码检查，平均错误率在 23%，其他地区的编码错误率约在 30% 或更高。

经过专业培训在我国使用多年的 ICD，为什么编码错误率居高不下，通过参加编码技能水平考试人员的情况分析如下。

1. 疾病和手术操作的发展

疾病分类和手术操作分类随着科学与时代的发展也在不断地发展，1993 年 ICD-9 向 ICD-10 的转换，2005 年根据医学发展 WHO 对 ICD-10 进行修订更换了第2版,手术操作近年来飞跃发展增加了许多新方法。随着分类规则的变更和新的疾病、手术不断出现及版本的更迭,人们必须随时学习新知识,掌握新规则,但基层单位很难及时派出人员参加学习更新知识。

2.人员更换

病案队伍不稳定,不少医院院长对于病案信息管理认识偏差,不认为病案信息管理是个专业,将1~2年内即将退休的医护人员未加培训安排做病案管理和疾病编码,人员更迭频繁,一些地区卫生局的同志反映有的单位5年内病案编码人员换了3名;有些单位医院院长认为有了计算机编码库,不批准学员购买必备的ICD-10工具书。

3.认识错误

不了解国际疾病分类,误认为计算机疾病编码库完全可以代替ICD编码,现有的ICD编码库多为计算机开发人员按照工具书编制,但ICD-10的应用规定有许多的编码规则,卫生部和世界卫生组织对于主要诊断的选择又有许多规定,计算机编码库不能体现替代规则的应用,一些同志将一些诊断挂靠在名称类似的项目下;加之疾病情况是千变万化的,最终还需要编码人员参阅病案进行分析取得正确的编码。一味地依赖计算机编码库,自以为编码正确,不理解、不掌握ICD-10的理论和原则,不加分析是编码错误的主要原因之一。一些未能通过考试的同志,踌躇满志满以为可以通过考试,拿到试卷大为诧异,不会编码,发现自己使用ICD-10原版书籍的编码技能接近于零。

4.知识匮乏

ICD-10融入了很多知识是一个知识性很强的专业,涉及医学知识、临床知识和编码规则理论。国际疾病分类与临床工作紧密结合,但是在医学教育中却没有这门课程,医师不了解ICD对于诊断书写的要求、主要诊断选择规则不清楚,而编码人员要面对所有临床科室的疾病诊断进行分类编码,知识匮乏常常造成分类编码的错误。

(三)疾病分类编码是医保费用理赔的依据

按病种管理医疗付费以来,由于屡屡出现疾病编码错误,广西柳州市医疗保险中心2005年在处理医疗费用的理赔达到了非常困难的境地,患者、医院、医保中心都不满意,为解决这一难题,柳州市医保中心从解决编码的准确性入手,邀请中国医院协会病案管理专业委员会进行疾病分类ICD-10的培训。

(1)组织全区51家医院,医院院长、医师、编码员进行ICD-10基础知识培训,包括疾病主要诊断的选择,疾病和手术操作名称规范书写。

（2）加强医院数据的一致性。整理与规范疾病和手术编码数据库,全市统一使用。

（3）在提高编码人员编码水平的基础上进行编码技能水平考试,要求各医院必须配备有考试合格的人员从事疾病编码,否则,医院不能接受医疗保险患者。

2008年4月柳州市医保中心,邀请病案管理专业委员会进行疾病与手术分类编码检查,通过对2007年5 365份病案编码质量检查,结果表明医院配有通过水平考试的编码员分类编码错误率很低。编码员没有通过系统学习,疾病分类编码库没有及时维护的医院,编码错误率可达50%以上。几年间柳州市经过5次举办培训,大大提高了疾病和手术分类的编码水平。北京市医疗保险事务管理中心也将编码人员水平考试列为医院考核的重点。

自2005年8月至2010年11月,病案管理专业委员会多次举办ICD培训班,应各地相约在15个省市（包括北京）进行了31次编码技能水平考试,先后有2 063人次参加考试,经过答卷测试有990人考试及格,得到合格证书,通过率47.99%。但还应理智的认识,通过考试的同志大多数只是刚刚踏过门槛,对于深入掌握ICD-10的理论、分类编码的原则,以及难于分类编码的诊断还有欠缺,还需要不断加强学习,掌握更多的医学知识和疾病、手术最新的进展情况提高编码水平,为医改作贡献。为了巩固成绩不断提高编码人员水平,病案管理专业委员会在《中国病案》杂志设立继续教育测验栏目,要求考试及格人员按期答卷,每两年注册一次,每年达到继续教育20学分准予注册,否则资格被自动解除。

当前疾病分类和手术操作分类正在关系着国家的医疗改革的开展,关系着城镇社会医疗保险、新型农村合作医疗的开展,2010年医疗工作试点开展的临床路径,都需要得到疾病分类编码的支持,国家医疗卫生统计数据也需要准确的分类编码。随着我国收费体制按项目收费走向按病种收费的改变,各方面对疾病分类和手术分类及其编码的准确性要求更高,病案管理专业成为"患者-医疗单位-医疗付费"之间的桥梁,需要更多的高素质人员。病案管理专业委员会在中国医院协会的领导下,适时地开展了ICD-10编码技能水平考试,培养锻炼了一批具有较高能力的疾病分类编码人员,疾病分类的编码水平确有提高,适应了国家医疗改革之需,中国医院协会给予编码技能水平考试的支持实为医改之需,明智之举,得到各方面支持和认可。

二、医师索引

医师索引主要来源于病案,由病案科将每个医师医疗工作的情况进行分类登记、收集整理而成。这是考核全部医务人员医疗工作业绩、医疗质量、专业素质、进行梯队建设的重要信息资料,其他部门无可取代,也是病案管理部门具有行政管理职能的体现。

(一)内容

医师索引主要包括医师姓名、工号或代码、职称、科别、日期、接诊患者的病案号、手术患者的病案号、备注等。

(二)作用

医师索引主要用于医师的工作量统计,包括接诊门诊患者数、治疗住院患者数、参与手术数等,可为考评医师业绩、医疗质量、业务水平、职称晋升提供依据。

三、患者职业索引

患者职业索引的目的在于研究疾病防治与患者所从事工作的关系。许多疾病与大自然、工作环境、有害物质接触、空气污染等关系密切;人们从事的工作、工种与接触的环境有害物质直接影响人们的健康,如接触粉尘作业、化工作业、射线接触的工作人员皆为易感人群。职业索引可为职业病的防治、流行病学研究及其他科学研究提供信息。

患者职业索引信息主要来源于病案首页内容,因此要保证索引数据准确,病案首页患者职业的采集必须详细、准确,不能只是简单填写干部、工人等,应该填写具体职业,如清洁工、电工、化工厂工人、教师、会计、护士等,通过职业了解其与疾病的关系。

患者职业索引以各种职业建卡,登记罹患的疾病及该患者的病案号。

四、患者来源索引

通过患者来源了解医院的工作及服务范围,主要是外地与本地患者来源情况,外地患者越多,说明医院医疗质量越高,声誉越好。结合患者的疾病谱可了解地区的疾病发生情况,对多发病、流行病进行重点的调查防治,防止疫情蔓延。对此,卫生行政部门对医院患者的来源情况非常关注。

患者来源信息也是通过病案首页信息获得,因此病案首页中患者户口所在地信息需要填写详细、准确。以地区名称建卡,登记该地区就诊患者的病案号。

病案资料各种索引的编制,通过完善的医院计算机病案首页信息系统进行信息组合均可完成,替代了原有大量的手工操作,病案信息的电子化是病案管理发展的必由之路。

第五节　随 诊 管 理

　　医院的随诊工作是医疗信息收集的前伸与后展,是完整收集医疗信息的必要步骤,是一项与医院的医疗、教学、科研活动密切相关的重要工作。它弥补了患者到医院前的健康信息和患者出院后的疗效信息收集不足的状况,对医疗、科研、教学工作有重要的支持作用。

　　随着医疗制度改革的深入,基本医疗、社区医疗的建立为患者的医疗创造了更为良好的医疗环境,也为医院开展便捷的随诊工作提供了一条好的途径。

一、概述

(一)随诊的概念

　　医院根据医疗、科研、教学、管理的需要,与接受治疗和出院后的患者保持联系或预约患者定期来医院复查,对患者的疾病疗效、发展情况继续进行追踪观察所做的工作称作随诊。传统的随诊方法是医务人员到患者家中访视或发函调查了解病情,追访医疗服务效果、给予健康指导,故又称为随访。简单地说,随诊是医院在患者结束医院内的诊治工作之后,继续对患者追踪、查访的活动。

(二)随诊工作的目的

　　(1)医院开展随诊是医院医疗、科研、教学、管理活动中一项重要的工作。限于条件的限制,在医院诊疗期间医师们主要关心患者诊断治疗的现阶段情况,以前的病史作为医疗的参考。出院后患者的情况只能通过随诊来了解,通过患者的书面反映或来院检查,给予其健康指导。开展随诊工作可以使医师获得患者的全面信息,通过对随诊资料的总结分析,达到如下目的:①对患者进行继续医疗和恢复健康给予指导。②验证医师的诊疗方法是否正确、恰当,总结医疗经验,避免或减少今后的误诊、漏诊,提高医疗水平。③观察患者的健康状况及近期、远期的治疗效果,研究发病原因,追踪病情变化。④探索疾病发生、发展的规律,提高医疗质量和发展医学科学、保障人民健康。⑤改善工作和服务措施,加强医疗质量管理,更好地为患者服务。

　　(2)根据医学科学的发展规律,病案信息管理人员协助医师全面、系统地收集患者信息,使医师们掌握各种疾病发生、发展和消失的规律,达到提高医疗质量和发展医学科学的目的。病案信息管理随诊工作的目标是：①建立科学的随诊管理体系，能够准确地建立随诊目标（患者）的各种可靠联系方式，提示随诊时间、内容及相关事项。②及时、准确、完整、安全地获取患者有关的康复信息。③及时、准确、完整、安全地传递医师对患者的指导和约诊信息。④协助医师整理、统计、分析随诊资料。⑤为管理部门收集、整理、提供随诊资料。

随诊是一项不可忽视的工作，是医院全面质量管理的重要环节。一份完整的病案应该包括随诊记录，有了随诊才能对各种疾病的诊治形成一个连续、完整的过程。患者通常在发病期来医院就诊、检查和治疗，这只是某种疾病发生过程的一个阶段。在这一阶段中，医师对其进行了比较全面的检查、诊断和治疗，有的患者痊愈了，有的病情好转了，有的患者则疗效不明显甚至病情恶化，在此阶段的诊治过程中，医师对该疾病的发生、发展及患者接受治疗的效果能够有准确的了解，并全部记录在病案中。但是对患者治疗后的远期疗效、病情变化、发展趋势及原因等，医师则需要通过对患者的随诊获得相关信息，在随诊的过程中了解患者出院后的病情变化，并对疾病的治疗给予必要的指导和建议，或约请患者按期来院复诊。例如，一位癌症患者经确诊后，回到当地进行放疗，一段时间后医院通过随诊了解到患者出现了放疗并发症的早期症状，及时给予指导，减轻了患者的痛苦，控制了放疗并发症的发展，并为放疗并发症的预防方法积累了资料。不仅如此，当患者治疗中断或查出病情而患者没有来医院的情况下，为了使患者及时得到诊治，可以通过随诊工作及时通知患者到医院诊治，从而达到保障人民健康的目的，由此可见医院随诊工作的必要性及其重要性。

总之，随诊工作首先是为了患者的利益，在为患者做好服务的前提下通过随诊实现病案资料的完整，为进行科研、教学积累资料，为了医学科学的发展需要，不断提高医疗水平，医院应重视和发展这项工作。

二、随诊工作的种类

（一）医疗保健性随诊

医疗保健性随诊是对特定的群体进行有关保健项目的观察和访问，了解他们的健康状况，掌握发病、患病和死亡的情况。一般多采用定期健康检查的方法，如对员工的定期检查或进行家访和信访，以取得随诊资料。

社区居民在社区医疗中心建立医疗保健系统，对本地区居民的健康和疾病情况进行登记，并定期进行体格检查，对有关医疗保健项目进行观察访问，从而了解本地区居民健康和发病情况，掌握本地区某一疾病的发病率和病死率。这些都属于医疗保健性随诊。

(二)预防保健性随诊

某些工种的工作人员长期接触有害物质,处在有害环境中。对这些职工定期进行健康检查、监测和长期随诊,以了解他们的健康、发病和患病情况。如对于从事放射线、粉尘工作及化工作业的职工,通过定期随诊,进行流行病学调查,对致病因素提出预防性措施和改善工作环境的建议,以达到消除病因的目的。

(三)研究性随诊

当患者结束医院内诊断治疗后,为了证实诊断和观察疗效,需要对出院患者进一步了解,称之为研究性随诊。这也是医院开展随诊工作的常见出发点。研究性随诊又可分为以下两种。

1.诊断性随诊

一般多用于医院的医技科室,主要目的在于对已经作出的诊断报告做进一步的核实,以辨明诊断的正确程度。活动开展过程中,对医疗技术部门的检查报告单与临床病案记录进行核查、核实诊断的正确程度,必要时邀请患者来院复查,总结经验教训,改善检验技术,以提高诊断水平。

2.疗效观察性随诊

疗效观察性随诊是指患者在结束医院内诊断治疗后,医院继续对其病情的发展进行追踪观察,以了解患者的治疗效果特别是远期疗效和疾病的发展趋势,通过随诊取得患者治疗后的信息资料,供临床总结分析。

三、随诊方法

医院患者治疗后随诊的范围应根据医院的医疗、科研、教学和管理任务而定。综合性医院科别多,病种复杂,涉及面广,进行全面随诊工作量大,既无必要又有一定的困难。因此可根据医院工作的重点,结合各科专题选择性确定随诊病种的范围,没有必要对所有患者进行随诊。专科医院的随诊可选择与专科疾病有关的病种列入随诊范围。

(一)常规随诊

常规随诊又称定期随诊,是医院和临床科室根据医疗、科研、教学、管理需要,事先确定对某些患者或某些疾病患者进行长时间或限定时间的定期随诊。随诊管理人员凡遇到规定的病例都要建立随诊登记,按规定对患者进行随诊,称为常规随诊。

常规随诊的范围可根据医院医疗、科研的重点,由医院和临床科室确定对某一病例进行随诊,随诊时间和间隔随诊的期限由临床医师决定。对某些罕见的病例、疑难病例、慢性病或肿瘤等疾病也可终生随诊,以了解疾病的全过程及患者的生存时间。

1.常规随诊的工作方法

现代的随诊操作一般都是使用计算机协助,可以利用计算机信息共享的功能,节省信息采集时间,提高信息的准确性和一致性。另外,由于计算机的功能强大,可以设定一些条件,自动提醒需要随诊的患者、时间及内容。甚至可以通过计算机自动向患者的电子信箱发放随诊函。由于计算机的逻辑操作基于手工操作,因此为了更清楚地说明操作方法,仍采用手工的方式进行说明。

随诊操作首先是由随诊组负责制订常规随诊卡片和随诊年月活动卡片。

随诊卡片使用方法:①每个确定随诊的病例,需填写一张常规随诊卡片;②将卡片按病种及特殊治疗项目等进行分类;③设置随诊病种的指引卡,将各种疾病的随诊卡区别存放于指引卡后;④各种疾病随诊卡片按病案号顺序排列,置于卡片柜中。

随诊年月活动卡:每个确定随诊的病例填写一张随诊年月卡片,以保证按期随诊。各种疾病的随诊年月活动卡片,按照准备进行随诊的年、月时间顺序放于卡片柜中。

2.操作顺序

(1)根据随诊年月活动卡,按期进行随诊。

(2)区分随诊病例是本地患者还是外地患者。

(3)对本地患者,通知其按期来医院门诊复查;给外地患者发随诊调查表进行信访或通信咨询。

(4)将随诊日期及结果,简明扼要地记录于常规随诊卡片上及病案内随诊记录中。

(5)抽出随诊活动卡片,记录本次随诊日期,并将卡片移置于下一次应随诊的年月活动卡片档案内待用。

每次进行随诊前,随诊人员应调阅病案,如发现患者已在近期来医院门诊复查或已寄来信件,并且情况已符合随诊内容要求者,可以将其计算为一次随诊,即不必再次发信或通知患者来院复查,避免造成人力、物力上的浪费,给患者带来不便。

(二)专题随诊

专题随诊又称临时随诊,是指在指定的时间内对某一题目或所选定的病例进行一定范围内一次性的普遍随诊,并限期完成。其特点是对随诊的时间性要求强。医院工作中经常开展的专题随诊有行政专题随诊和医疗专题随诊(随访)。

1.行政专题随诊

医院为加强医疗行政管理,了解患者对医疗服务的满意度,经常征询患者对医院医疗服务的意见而开展行政随诊。如:对某一时期内来本院就诊的患者进行调查,了解其对医院、社区、医疗保健部门内医务工作者的意见,对医疗、保健方面的要求,以便有针对性地制订有关管理条例,并以此作为对医疗工作评价、改善医疗作风和医疗条件的依据。开展行政专题随诊及随诊资料的使用者通常为医疗行政部门,如医院的医务处(科)、院长办公室、门诊办公室、营养部等,或卫生行政部门。随诊调查的对象可以是患者或患者家属,常限于本市、本地区的患者。

2.医疗专题随诊

医疗专题随诊主要是医院的临床科室和医技科室,为某项临床工作总结或科研课题调查进行的随诊。通过随诊调查了解某种疾病的临床诊断技术和治疗效果,患者的愈后和远期疗效,某种手术、药物疗效观察,以及医技科室检查实验诊断报告的准确率,以此总结经验或进行某项专题研究。

开展医疗专题随诊的主要对象是在医疗单位接受诊疗的本地患者及外地患者,必要时可通过患者的家属或亲友进行随访。进行专题随诊必须做好下列工作:①有关科室应向随诊组提供本次随诊的目的,随诊范围、对象和期限。②提出随诊的科室要与随诊组共同设计好专题随诊表,表格内容应切题明确,文字通俗易懂,便于被调查者填写,使之利于收集整理。③随诊组所执行的专题随诊,应经有关领导审批同意后方可开展工作。

四、随诊的方式

医院开展随诊的方式有5种:请患者来医院门诊随诊;通过填写调查表开展信访随诊;对来院检查有困难的患者进行家访随诊;对多次信访无反馈者委托当地机构或医疗组织代随诊;电话及电子邮件进行随诊。

(一)门诊随诊

门诊随诊是约请患者到医院门诊就诊,随诊组通过门诊就诊记录获取随诊资料,这种方法适用于居住在本地区且有条件来医院门诊进行复查的患者。

门诊随诊的患者数量大,特别是综合性医院设有很多专科、专病的科室及门诊。心血管病、肿瘤病、妇产科、口腔科、整形外科等专科医院几乎对所有接受治疗的患者都要进行随诊,随着时日的延长,随诊的病例数量亦随之增长。不论是专科、专病门诊,还是专科医院,门诊随诊过程要完成两个任务:对来院随诊的患者了解其康复的情况,在门诊进行检查、治疗,指导患者的健康生活;还要为每位被邀到医院门诊随诊的患者做好随诊记录。

门诊随诊需注意做好以下工作。

(1)随诊组要有计划地通知随诊的患者,按预约时间到医院指定的门诊复查,并规定医师记录随诊情况。

(2)随诊组对预约随诊患者的病案进行调阅检查,以了解患者的随诊情况,若发现患者没有按期来院随诊,要主动再次函请患者,以达到门诊随诊的目的。

(3)医院的医疗任务较重,为保证门诊随诊工作的顺利开展,各临床科室应每周安排固定时间指定专人接待被邀的随诊患者,并做好随诊记录。

(4)医院要为来院随诊的患者提供方便的就诊条件,如挂号室、病案科、门诊服务台等,给予患者就诊的便利。也可考虑给予约请来院随诊的患者免收挂号费的优惠。

(二)信访随诊

信访是随诊最常使用的传统方法。信访的调查内容应由申请随诊者设定,由表格委员会审核并协助设计印刷。

1.信访随诊的对象

信访随诊的对象包括:①接受治疗或出院后的外地患者,不便于请他们来门诊复查。②患者虽居住在本市,但不需要患者到医院复查,或因行动困难不便来医院检查者。③因科研专题的需要,在短时期内总结某种疾病的资料所涉及的患者。

2.信访对随诊工作的要求

(1)对常规随诊的信访患者,随诊组要坚持按时发信。

(2)患者不能按期寄回信访报告时,应反复发信,直至获得患者反馈的信息。

(3)在得不到患者或家属的反馈时,可通过其他渠道进一步了解患者的有关信息,应力求将随诊的失访率降到最低水平。

3.开展信访随诊的方法

(1)某一课题在确定开展信访前,随诊人员需与课题组负责人制订随诊信函或随诊调查表,表格内容要切题明确,文字通俗易懂。寄发的调查表要字迹清晰地填写患者的姓名、病案号。

(2)随诊信中要礼貌地请患者或患者家属将随诊调查表清楚详细地填写,并嘱其及时寄回医院随诊组。

(3)随诊信件、随诊调查表(报告单),应装入专用信封寄出。并附回信的专用信封及邮票,尽量减轻患者的负担。

信访是随诊工作中十分重要的手段和方法,其收集的资料范围广,并可长期保持对患者的跟踪随诊,取得完整的病案信息资料,保证存贮病案的实用价值。

4.开展信访随诊用品

(1)信封:需准备两种不同的信访专用信封,一种是寄给患者信件用的印有医院名称的信封。另一种是供患者寄回随诊调查表的专用信封,在信封上印好医院的名称、详细地址、邮政编码。

(2)信访调查表,其中包括住院患者随诊登记表;发给患者的随诊信函;请患者填写的随诊调查报告单;发给患者家属的表示慰问哀悼的信函;发给委托单位代随诊的信函。

(3)请患者复信的邮票,随诊调查报告的设计要求:①设计上,随诊调查表的设计要突出调查重点,简明扼要,由各临床科室的主任医师依照不同病种及诊治的特点,以口语化的问题形式列出,以利患者填写。②文字上,所涉及的文字内容,应避免使用医学术语,力求深入浅出,通俗易懂,便于患者理解,使之能够尽可能的填写完整、准确。保证随诊调查报告的质量和随诊资料的使用价值。每个调查表都必须印有医院名称、患者姓名、病案号的项目。

5.信访随诊工作操作常规

在医院随诊工作中主要是采用信访随诊方法。随着时间的推移,随诊病例的日益增多,信访随诊的工作量不断加大,为了有序地做好信访工作需要制订工作常规:①按随诊年月做活动卡的登记,以约定的随诊日期排列,将到期需信访的病案取出。②按病案号、患者姓名、通信地址详细填写在随诊信函的表格及信封,然后寄出。③对已通知但未作出反应的患者,或随诊信被退回者,应再详查随诊记录,并再次发信。④反复发信未能奏效者,可向患者的工作单位、居住地区的居民委员会和派出所查询,或与患者在其他治疗的医疗部门联系,最大限度地争取获得患者的信息。⑤在随诊时了解患者已故,在不明其死因和死亡日期的情况下,应及时向患者家属发出慰问哀悼信和病故调查表,以便进一步了解情况。⑥注意分析死亡原因是否与原所患病有关,以便在进行随诊统计时区别计算。⑦要将死亡患者的随诊卡片抽出另存,病案封面及随诊记录中明显标记患者死亡,以示停止随诊,防止因工作误差造成人力、物力上的浪费及给患者家属增添痛苦。⑧对患者寄回的信函或调查表要在随诊卡片上登记,患者的回函请负责随诊的医师阅后归入病案内保存。将随诊年月活动卡片移至下次随诊时间栏内。

(三)家访随诊

家访随诊是由随诊人员、医师或由随诊组的人员及医师联合到患者家中,深入了解患者治疗后疗效、目前患者的健康状况等,进行笔录或填写表格,以取得患者随诊的信息资料。特别是社区医疗工作的开展,社区医务人员深入患者家中进行医疗保健,对患者所患疾病按期随诊访视,它体现了国家和医务人员对患者的照顾与关怀。医院可利用社区医疗中心搭建信息沟通的平台开展随诊,提高随诊的成功率。

1.适合家访随诊的条件

(1)居住在本市,有医疗需要但又行走不便的患者。

(2)由于某种特殊原因,接受医院门诊随诊及信访随诊均有困难的患者。

2.对患者进行家访随诊的意义

(1)可直接深入、全面地了解患者的病情及其他健康状况,并及时给予指导,帮助患者解除病痛。

(2)可以大大地降低随诊失访率,体现社会对患者的关怀,给患者以温暖,是随诊中不可忽视的一种方式。

(四)委托当地机构(或医疗组织)代随诊

对随诊失访的患者采用委托当地机构(或医疗组织)代随诊,这是一种信访的特殊方式,以人文关怀构建和谐社会的观念企盼找到失访者。随着改革开放社会经济的发展,城市改造、居民搬迁、人口流动加剧,患者原有住址变更,用原址寄发的随诊调查表往往不能到达患者手中,为减少随诊的失访率,求助于与患者有关的单位,获得新的线索后再寄发随诊信件。

采用代随诊办法的条件:经信访随诊方式反复发信后,始终得不到答复而又无法进行家访者。

可以协助医院代随诊的机构:①患者的工作单位。②工厂、企事业等单位的医务室、医务所等。③患者居住地的当地的医疗机构(如患者的合同医院、保健所、社区医疗单位等)。④患者居住地的街道办事处。⑤患者居住地的公安局派出所等。

请求有关机构协助进行代随诊与信访随诊方式类似。除要求委托的机构代为填写一份随诊的表格外,还必须给受委托机构写一封措辞礼貌的协助随诊邀请函,从而达到随诊的目的。

(五)电话、电子信件随诊

近年来,随着通信现代化的发展电信设备已经普及,利用电话及电子信件随诊,更有利于工作的开展,通过电话可迅速、直接与患者交谈,缩短了医患之间的距离,使患者感到更亲切,能更加清晰地了解患者的情况写出随诊记录。但电话随诊容易出现信息传递误差,甚至不够尊重患者,因此与患者联系时应谨慎。

对拥有现代通信设备的患者更容易通过电子邮件了解患者的现状。利用现代化的电子通信设施进行随诊,不论是在本市还是在外地,都能够从患者那里迅速取得随诊信息,从而减轻工作和经济负担。由于电子邮件随访具有方便、快捷,以及信息传递准确率高的特点,因此它将成为随诊工作的发展方向。

为了利用现代化通信设备开展随诊工作,医院应为随诊组配备专用电话和电子计算机并接通宽带网,以便向患者进行调查获得随诊资料。患者在办理住院登记时,病案管理人员需注意收集患者的联系电话、电子信箱等信息。

五、随诊的组织工作

随诊组织的建立不限于有研究教学任务的医院,所有医院均应建立随诊组织。做好患者随诊不但有利于医疗、教学、科研、管理等以提高医疗服务质量,而且还有利于建立和谐的医患关系,增强患者对医院的信任度,提高医院在医疗市场中的竞争力。随诊工作必须得到医院领导的重视和支持,配备足够的人员与必备的物资;同时也必须得到临床医疗科室和其他医疗技术科室的密切配合协作,有关人员负起责任才能很好地开展工作。因此随诊的组织工作格外重要。

(一)医院对开展随诊的责任

1.组织协调

随诊工作的开展涉及医院内很多部门,医院应做好组织协调工作,制订随诊工作制度并检查监督执行情况。

2.相关费用的支付

随诊工作特别是信访需要较多的经费,无论是信访、家访、电话、电子邮件随诊还是随诊信息系统的开发,物资所需费用均应由医院负责,以保证随诊工作的顺利开展,而不应增加患者的经济负担。

(二)对临床医师的要求及责任

随诊工作在医院内的主要服务对象是临床科室的医师,为临床收集患者愈后的各种信息,通过对患者信息的总结分析,不断提高医疗诊断水平,从而更好地为患者服务。

1.患者入院时

要求临床医师应具备随诊工作的基本知识,在患者入院后询问病史和记录病历时,应注意核对随诊记录,必要时应增加一些可供随诊联系的患者亲友及通信处,为今后的随诊工作做好准备。

2.患者出院时

根据情况填写随诊计划,即填写病案首页随诊计划中的各项内容(随诊的时间等),以便随诊组的工作人员按要求做好随诊计划和工作安排。

3.患者随诊时

开展随诊工作的临床科室,应有指定医师负责患者的门诊随诊,并做好随诊记录,而且每周有固定的随诊时间。

4.尊重患者的意见

患者是否同意随诊,需要征求患者的意见,必要时要做患者的工作,以得到他们的支持和理解。

(三)住院处对开展随诊工作的责任

住院处是收集患者随诊信息的前沿,住院处的工作人员也应具备随诊工作的知识,在为患者办理入院登记手续时,应负责请患者或家属填写住院随诊登记表并给予填写指导,以保证内容填写准确齐全,字迹清晰。

(四)病案管理人员的责任

随诊是病案管理工作的组成部分之一,随诊记录可使原有的病案信息更加全面完整,每个病案管理人员要认识随诊在病案管理中的重要作用,应与医院内有关单位建立良好的协作关系。同时从关心患者、爱护患者出发开展随诊工作,与患者建立良好的友谊,完满地获得患者的随诊信息。

1.建立病案时

患者在门诊建立病案时,应注意将病案首页中患者身份证明的各项内容填写齐全、准确、清楚,这是进行随诊工作的基础资料,以利今后开展随诊工作。

2.收到随诊信件时

对于患者反馈的随诊信件和调查表,都要按时归入病案。

3.对外接触时

由于随诊工作需要对外接触,因此病案科应以"随诊组"的名义与患者及有关部门联系,这样开展工作比较方便。

(五)随诊工作人员的职责与要求

1.确定随诊病种和随诊方式

随诊组要负责对医疗、教学、科研和管理所需要的病例进行随访,根据医疗、教学、科研和管理的要求确定随诊病种、病例和随诊方式。

2.建立各项随诊登记

准确记录通信地址、随诊日期、随诊方式及患者反应。

3.制订调查表

根据病种随访重点的要求,与科研人员商定并印出问卷表格,按时寄给患者,请其答复并寄回,患者的答复文件,应转交有关医师阅后及时归入病案内存档。

4.及时掌握工作动态

要与各科负责随诊工作的医师、部门保持联系,掌握各科的工作动态。

六、随诊资料的应用

医疗技术水平的提高在于医疗实践经验的积累和经验的不断总结。经验总结应以临床实践全过程的科学资料为主要依据。而随诊工作恰恰提供了患者接受治疗及出院后的情况资料,经过长期随诊,可以掌握患者诊疗后的病情变化及远期疗效,并且通过对随诊资料的分析总结,提高资料的科学性,从而获得更为全面、可靠的资料。特别是对提高医疗水平有较重要的参考意义。

(一)随诊资料的应用

1.医院行政部门

医院行政部门可以通过随诊调查患者对医院医疗服务的意见,根据收集的资料进行总结,有针对性地制订相关管理条例,改善医院管理,评价医疗工作,改善医疗作风和医疗条件。

2.临床科室

临床科室通过对随诊资料进行分析总结,不断提高疾病的诊断和治疗水平,更好地为患者服务。下面就两种疾病的随诊情况,说明随诊资料的应用效果。

例一:某医院外科利用病案总结26年(1949－1975年)1 250例胃癌的临床手术治疗的手术类型和患者的生存率,对其中的1 080例手术患者做了随诊,共访到 803 例,随访率为 76.9%,其中做了切除手术的患者 703 例,访到 578 例,随访率 82.2%,通过对两种不同手术类型的随诊分析,得出如下结果。

胃癌姑息手术后的生存率:①仅进行剖腹探查术的病例,平均生存时间为 6.2 个月。②进行短路手术的病例,平均生存时间为 7.2 个月。③姑息性胃切除术的病例,平均生存时间为16.4 个月。

根治性胃切除术的随访病例统计结果:5 年生存率为 35.7%,10 年生存率为 31.0%,15 年生存率为 22.0%,20 年生存率为 21.4%,25 年生存率为 11.0%。根据上述随诊病例分析,并以胃切除术后生存期20 年的病例进行统计,结果说明:癌肿的大小,手术类型均与生存率有相关性。①远侧切除术的愈后较好:往往在肿瘤较小的情况下,手术切除的范围较大,切除的部位距肿瘤相对较远,因此愈后效果较好。②附加脏器的切除术愈后效果次之:往往是因为肿瘤细胞已转移到其他脏器,在可能的情况下,将转移的肿瘤与脏器一起切除;而肿瘤细胞已有转移者,愈后不太好。③近侧切除术的愈后居第三位:由于癌肿已经较大,不可能行远侧切除术,其愈后很差。④全胃切除术的愈后最差:由于癌肿几乎占据了整个胃,只好将胃全部切除,此时人的正常生理功能已完全破坏,因此全胃切除术的愈后是最差的。

例二:某医院对 1956—1973 年 719 例食管癌手术切除后的患者进行了长期随诊,经统计分析得出以下结论。

从食管癌切除术的远期生存率,说明该疗法的效果:①随诊 3 年,生存率为 37.8%。②随诊 5 年,生存率为 29.4%。③随诊 10 年,生存率为 20.8%。

分析不同阶段的食管癌外科治疗,得出治疗的进展情况。根据手术年份的随诊,将前 10 年(1956—1965 年)和后 8 年(1966—1973 年)分为两个阶段,并进行远期生存率的统计对比,得出以下结论:后一阶段的 3 年生存率为 52.6%,5 年生存率为 43.2%,分别比前一阶段的生存率高。后一阶段生存率提高的原因与近年食管防治知识的普及、患者就医早、手术切除范围广等因素有关。

统计分析影响食管癌远期生存率的因素,并将其资料作为改进今后治疗工作的依据。例如,①随诊统计表明癌瘤部位低者,其手术效果较高位者为佳。②食管癌的长度与手术切除后生存率有相对关系,癌瘤越短,远期生存率越高,随诊发现肿瘤 3 cm 以内者远期生存率最高。因此在选择患者,估计效果方面,以食管下段小的癌瘤手术效果最为理想;食管上段或较长的食管癌手术效果欠佳,以采取放疗为宜。③癌瘤侵犯食管壁的深度与手术切除后的生存率有重要关系。癌变局限于食管肌层内的随诊生存率明显高于癌变累及全层并向外侵犯者。④食管癌没有淋巴结转移是决定手术愈后的重要因素之一。无淋巴结转移者的远期生存率高 2～3 倍,差别极其悬殊。⑤食管切除断端无癌细胞残留与有癌细胞残留的差别显著,断端无癌细胞残留者的随诊远期生存率比有癌细胞残留者约高 1 倍。说明了手术范围尽可能扩大及手术彻底的必要性。

随诊死因分析说明:中、晚期食管癌切除后的死亡原因绝大多数与食管癌本身有关。经过长期随诊已知死亡且死因明确者有 358 例。其中死于癌复发者 104 例,占 29.1%;死于癌转移者 216 例,占 60.3%;二者合计占 89.4%;38 例死于其他原因者,仅占 10.06%。

上述的随诊结论说明患者早期治疗的必要性、重要性。说明随诊在医疗科学方面的重要作用,说明用随诊方式观察出院患者远期疗效及各阶段的客观规律的重要意义,因此,做好随诊工作、不断提高随诊率以获得全面的科学资料,是做好临床医疗、教学、科研、管理及提高医学科学水平的基础。

(二)随诊统计

各种信息资料只有通过统计分析才能说明事物的发展情况,随诊统计不但能为医疗、教学、科研、管理提供重要数据和分析调研结果,也是检验随诊工作本身质量的依据。

1.反映随诊工作的统计

随诊工作统计是对随诊组工作数量与质量进行评价的依据。随诊工作数量的统计包括某时期内常规随诊例数、专题随诊例数、家访随诊例数、接待来访例数、摘写病例摘要例数和处理患者信件例数等。随诊工作质量的统计主要是对随诊率的高低进行评价。其统计计算方法如下:

$$随诊率 = \frac{(期内应随诊例数 - 失访例数)}{期内应随诊例数} \times 100\%$$

(期内随诊例数是应该随诊的病例数,不是发信次数)。

$$随诊失访率 = \frac{期内失访例数}{期内应随诊例数} \times 100\%$$

随诊工作开展得较好的医院,随诊率一般不低于 95%,某些疾病的随诊率可达 100%,而随诊失访率为"0"。

2.疾病随诊的统计指标

疾病随诊情况统计是对疾病经过某种方法治疗后远期疗效评价的重要依据。只有长期随诊观察某种疾病的疗效,才能获得不同时期患者生存率的信息资料,从疾病疗效生存率的统计分析,对治疗方法的远期疗效作出不同的评价。

随诊疾病的统计方法如下:

$$某种疾病期内生存率=\frac{某种疾病经过治疗,期内随访生存例数}{某种疾病期内实际随诊例数}\times100\%$$

$$某种疾病期内死亡率=\frac{某种疾病经过治疗,期内随访死亡例数}{某种疾病期内实际随诊例数}\times100\%$$

"某种疾病经过治疗,期内死亡例数"不包括其他病因的死亡例数。

参 考 文 献

[1] 李连成,莫大鹏,付应明.现代医院管理制度全集[M].北京:中国言实出版社,2020.

[2] 杜天方,刘燕.医疗机构项目成本管理[M].杭州:浙江工商大学出版社,2022.

[3] 蒋飞.现代医院管理精要[M].北京:科学技术文献出版社,2019.

[4] 糜琛蓉,倪语星,朱仁义.医院感染防控与管理实训[M].北京:科学出版社,2020.

[5] 翟理祥,夏萍.精益医疗管理实践[M].北京:人民卫生出版社,2022.

[6] 刘乃丰.医院信息中心建设管理手册[M].南京:东南大学出版社,2020.

[7] 陈伟,李鑫.医疗投诉管理实务[M].北京:国家行政学院出版社,2022.

[8] 王霜.现代医院管理制度研究[M].秦皇岛:燕山大学出版社,2019.

[9] 应亚珍.现代医院管理丛书医院经济运行精细化管理[M].北京:人民卫生出版社,2022.

[10] 张锦文.医院管理[M].台湾:台北市大林出版社,2020.

[11] 莫求,王永莲.医院行政管理[M].上海:上海交通大学出版社,2019.

[12] 臧培毅.现代医院管理理论与实践[M].长春:吉林科学技术出版社,2018.

[13] 庄建民.医院管理新思维[M].北京:人民卫生出版社,2020.

[14] 师庆科,王觅也.华西医学大系现代大型综合性医院大数据平台建设与应用探索[M].成都:四川科学技术出版社,2022.

[15] 邹妮,孙喆.医院感染管理[M].上海:上海世界图书出版公司,2019.

[16] 郑艳华.现代医院管理[M].北京:科学技术文献出版社,2020.

[17] 卢文,张延红,陈永利.新形势下医院财务管理与创新研究[M].长春:吉林科学技术出版社,2022.

[18] 吴兆玉,陈绍成.实用医院医疗管理规范[M].成都:四川科学技术出版社,2019.

[19] 苗豫东.公立医院应急管理理论与实践[M].北京:经济科学出版社,2022.

[20] 李亚军.现代医院管理制度[M].西安:世界图书出版西安有限公司,2020.

[21] 孙良仁.现代医院管理实践[M].北京:科学技术文献出版社,2019.

[22] 吕峰,杨宏,高云英.医院信息管理理论研究[M].成都:电子科技大学出版社,2018.

[23] 王人颢.公立医院国有资产管理手册[M].北京:中国经济出版社,2022.

[24] 沈红玲.现代医院管理理论与实践[M].北京:科学技术文献出版社,2020.

[25] 马静.实用医院管理[M].汕头:汕头大学出版社,2019.

[26] 马雅斌,李语玲,王云峰.医院药事管理制度[M].上海:世界图书出版上海有限公司,2022.

[27] 莫言娟.现代医院管理与医院经济运行[M].天津:天津科学技术出版社,2020.

[28] 胡光云.新编医院管理实务[M].昆明:云南科技出版社,2019.

[29] 王晓锋.现代医院管理模式与实用操作[M].北京:科学技术文献出版社,2020.

[30] 潘美恩,廖思兰,黄洁梅.医院档案管理与实务[M].长春:吉林科学技术出版社,2022.

[31] 兰芳.现代医院财务管理研究[M].延吉:延边大学出版社,2020.

[32] 张蔚.现代医院文档管理[M].西安:世界图书出版西安有限公司,2022.

[33] 杨继红.现代医院管理概要[M].上海:上海交通大学出版社,2019.

[34] 陈英博.现代医院财务管理探索[M].北京:现代出版社,2020.

[35] 陈佳骏.6S精益管理提升医院员工满意度的实践研究[J].现代医院管理,2022,20(03):50-52.

[36] 谭梦,刘玉秀,王修来,等.国外医院管理的研究热点分析[J].医学研究生学报,2022,35(04):414-417.

[37] 胡木兰.学校医院管理系统的分析与设计[J].软件,2022,43(04):51G53.

[38] 费良巧,王峥,李星星,等.基于供应链管理的现代医院管理[J].现代医院管理,2022,20(01):44-47.

[39] 刘伊婧,孙志欣.现代中医医院的管理四要素[J].中国城乡企业卫生,2022,37(01):212-214.

[40] 王莉,张鑫.利用网络信息技术实现医院档案信息化管理[J].办公自动化,2022,27(15):46-48.